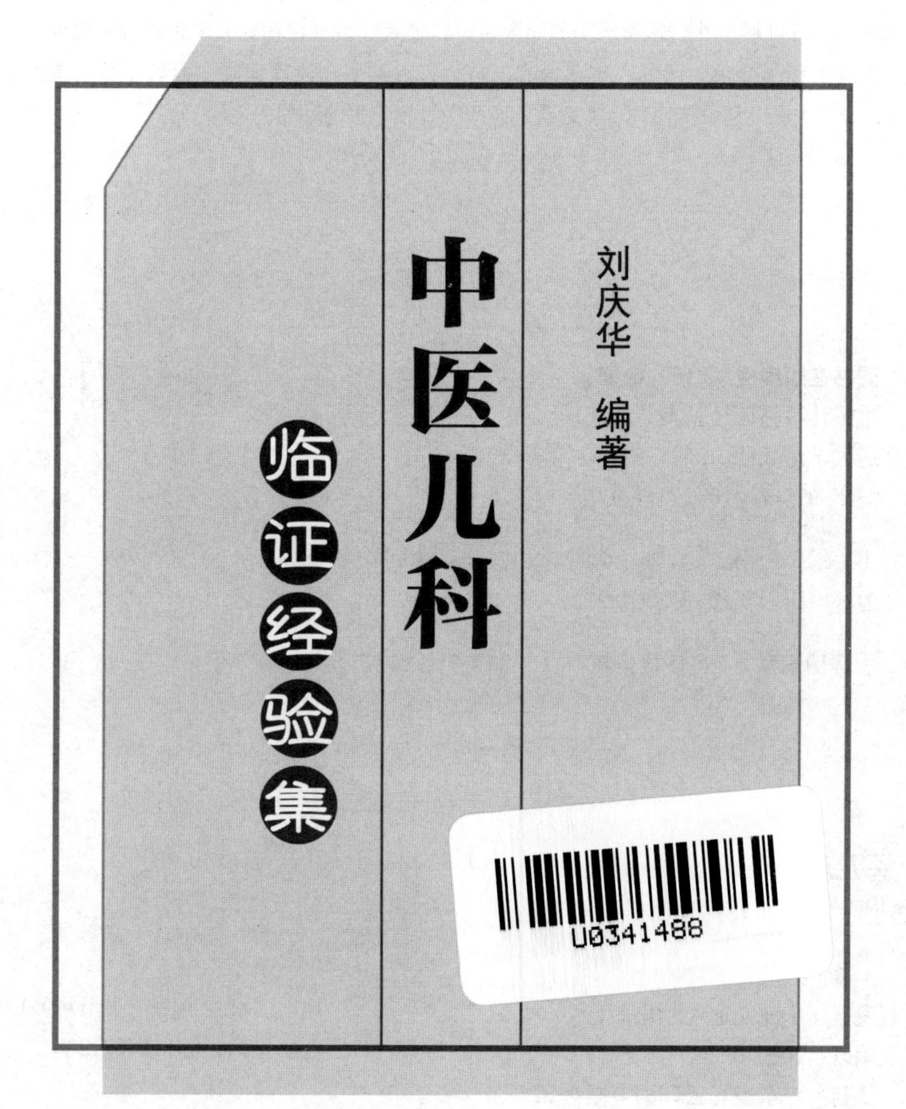

上海交通大學出版社
SHANGHAI JIAO TONG UNIVERSITY PRESS

内容提要

本书对小儿生长发育和生理、病因、病理特点进行了介绍,阐述了中医儿科常用辨证及治疗方法；重点讲解了儿科常见疾病的病因病机、诊断、辨证论治、其他治法等；选取了代表性病案并进行了分析、研究。本书内容丰富、特点鲜明、逻辑清晰，集科学性与实用性于一体，可供中医儿科临床医师、实习医师及中医院校学生阅读使用。

图书在版编目（CIP）数据

中医儿科临证经验集 / 刘庆华编著. --上海 ：上海交通大学出版社，2023.12

ISBN 978-7-313-29311-4

Ⅰ. ①中… Ⅱ. ①刘… Ⅲ. ①中医儿科学－中医临床－经验－中国－现代 Ⅳ. ①R272

中国国家版本馆CIP数据核字（2023）第160727号

中医儿科临证经验集

ZHONGYI ERKE LINZHENG JINGYANJI

编　　著：刘庆华
出版发行：上海交通大学出版社
邮政编码：200030
印　　制：广东虎彩云印刷有限公司
开　　本：710mm × 1000mm 1/16
字　　数：235千字
版　　次：2023年12月第1版
书　　号：ISBN 978-7-313-29311-4
定　　价：88.00元

地　　址：上海市番禺路951号
电　　话：021-64071208

经　　销：全国新华书店
印　　张：13.5
插　　页：2
印　　次：2023年12月第1次印刷

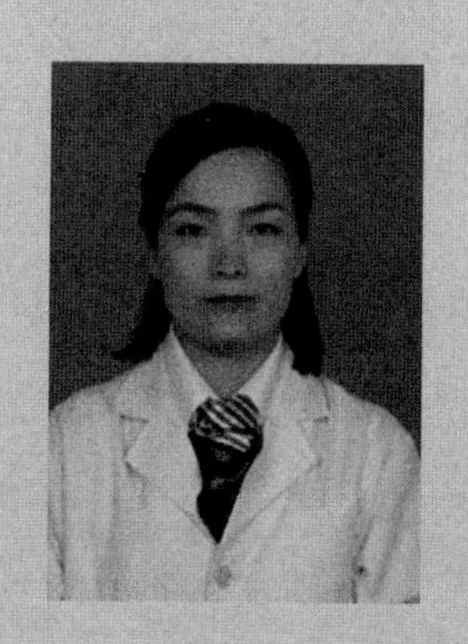

作者简介

刘庆华

毕业于山东中医药大学中医学专业。现就职于山东省淄博市中医医院,为第三批山东省五级中医药师承继承人。兼任淄博市中西医结合学会儿科专业委员会委员。擅长支气管炎、肺炎、哮喘、消化不良、腹泻、过敏性紫癜、肾病综合征、多动症等儿科常见病及多发病的诊治。发表论文多篇。

前言

FOREWORD

儿童的健康成长关系着一个家庭的幸福生活。儿童疾病的诊治与成人有很大的不同,不能简单将成人的诊治方法直接应用于儿童。同时,由于儿童生命力旺盛,短时间内,其体格及智能都会发生巨大变化。在不同阶段,其诊治方法也有区别。因此,研究防治儿童各时期疾病,保障儿童正常生长发育和身心健康,医学界一直把儿科问题研究列为医学研究的重点。

中医学作为我国传统医学的瑰宝,在数千年的发展中积累了大量的经验。其中,中医儿科学作为中医学的重要内容,同样在其临证过程中有着诸多特色,为儿科临床提供了许多有效、安全的中医疗法,在维护儿童健康方面发挥着不可替代的作用。鉴于此,本人特将理论知识与临床经验相结合,编写了《中医儿科临证经验集》一书。

本书首先对小儿生长发育和生理、病理特点进行了介绍;接着阐述了中医儿科常用的诊断、辨证及治疗方法;然后重点讲解了儿童呼吸系统、消化系统、泌尿系统常见疾病及其他儿科疾病,包括变应性鼻炎、口炎、遗尿、川崎病等,对这些疾病的病因病机、诊断、鉴别诊断、辨证论治、其他治法等方面逐一展开阐述;最后选取儿科临床代表性病案进行了经验分享。本书内容丰富、特点鲜明、逻辑清晰,集科学性与实用性于一体,不仅能帮助读者巩固理论基础,还能为临床实践提供借鉴,可供各级医院儿科临床医师、实习医师，以及相关专业研究人员阅读使用。

本书尽可能对儿科常见疾病进行叙述，但由于涉及面广，鉴于理论和实践在不断发展和变化，书中难免会出现不足之处，希望各位读者能够提出宝贵意见，以待进一步修改，使之更加完善。

刘庆华

山东省淄博市中医医院

2023年10月

目录
CONTENTS

第一章 中医儿科学基础

第一节 小儿生长发育

一、变蒸学说

变蒸学说是我国古代医家用来解释小儿生长发育规律的一种学说，阐述了小儿生长发育期间的生理现象。变蒸最早见于西晋王叔和的《脉经》，以后在《诸病源候论》《备急千金要方》中，对于小儿某些动作的发育就用“变蒸”来解释。《小儿药正直诀》及历代许多儿科专著对“变蒸”均有专门论述。因此，变蒸学说在很长的一段时间内是小儿生长发育的理论依据。

古代医家认为，由于小儿生长发育旺盛，其形体和神智都在不断地变化，呈蒸蒸日上之征，逐渐健全。变者，变其情智，发其聪明；蒸者，蒸其血脉，长其百骸。变蒸学说是解释小儿生长发育规律的学说。通过变蒸，小儿的情智就有变化，血脉、筋骨、脏腑都逐渐充实和完善。对于变蒸周期、变蒸大小，各医家的认识均不一致，但各医学家对“小蒸”的意见相对一致。根据《诸病源候论》《备急千金要方》等医籍记载，从出生起，32 天一变，64 天变且蒸，共 10 变 5 蒸，历 320 天，小蒸完毕；小蒸以后是大蒸，大蒸共 3 次，第 1、2 次各 64 天，第 3 次为 128 天，共 576 天，变蒸完毕。

《小儿药正直诀·变蒸》指出：“小儿在母腹中，乃生骨气，五脏六腑，成而未全。自生之后，即长骨脉，五脏六腑之神智也。变者，易也。又生变蒸者，自内而长，自下而上，又身热，故以生之日后，三十二日一变。变每毕，即情性有异于前。何者？长生腑脏智意故也。”《小儿卫生总微论方·变蒸论》中说：“由于肾为水，水数一，故为第一变，再变且蒸属膀胱，因为肾与膀胱为表里；其次心为火，火数二，心与小肠为表里；肝为木，木数三，肝与胆为表里；肺为金，金数四，肺与大肠为表里；脾为土，土数五，脾与胃为表里。”说明变蒸时五脏的先后顺序是以五行数配合脏腑表里学说类推的。中医藏象学说认为，小儿变蒸时，机体脏腑功能逐步完善，形、神也同步协调发育。

在元代以前，大多医家对变蒸学说是肯定的；但到明清以后，特别是一些清代医家，如张景岳、陈飞霞等，对变蒸学说提出了批判意见。如《幼幼集成·变蒸辨》说："予临证四十余载，从未见一儿依期作热而变者。有自生至长，未尝一热者；有生下十朝半月，而常多作热者，岂变蒸之谓呼？凡小儿作热，总无一定，不必拘泥。后贤毋执以为实，而以正病作变蒸，迁延时日，误事不小，但依证治疗，自可生全。”《景岳全书·卷四十一变蒸》说："凡属违和，则不因外感必以内伤，初未闻有无因而病者，岂真变蒸之谓耶？"以上医籍认为小儿足月出生后，形气虽未壮实，但是脏腑已经形成，其生长之机，一息不停，并且百骸齐长，绝不是按一变某脏、二变某腑等先后次序生长发育的，也不存在三十二日一变蒸等说法，并且认为小儿发热，不是外感，就是内伤，也没有一定的时间。因此，对变蒸学说的认识，即不能全面肯定，也不能全面否定。

通过长期实践观察发现，小儿生长发育变化是一个连续不断的过程，是量变积累到一定程度引起质变的飞跃，这种特点年龄越小就越明显。由此可见，历代医家所提出的每一阶段的变蒸也是有道理的。关于变蒸周期，小蒸 32 天一次，10 蒸共 320 天，在这期间，每一小蒸约 1 个月，每蒸均有变化，这十分符合小儿在 1 岁以内发育迅速的生理特点。1 岁以后，接着大蒸，这也符合 1 岁以后小儿生长发育速度逐渐减慢的特点。因此，应坚持形神统一的观点来认识小儿生长发育，认为形、神的发育是相关的，将体格生长、情智变化联系起来，这就形成了婴幼儿心身发育规律的学说。美国儿科专家盖泽尔提出了盖泽尔发育进程表，认为在不同周龄阶段(每 4 周为一个阶段)，小儿的运动、适应、语言、个人-社会 4 个方面都有飞跃发展，并提出了枢纽龄的概念。这与变蒸周期的结论相似，说明变蒸学说关于小儿生长发育有其阶段性显著变化规律的论说是有科学依据的，也说明用变蒸学说来解释小儿的形体发育和智慧增长规律是有道理的。但在这一学说中把婴幼儿时期发生的许多疾病的表现也包括进去，把病理当作是正常的规律，显然是不对的。因此，现代医师对变蒸学说要有一个正确的认识和评价。

二、影响生长发育的因素

(一)遗传因素

染色体上的基因是决定遗传的物质基础。小儿生长发育的特征、潜力、限度、趋向，都受父母双方遗传因素的影响。人体生长发育多项指标，如身高、体重、皮下脂肪、血压、性成熟的迟早等都有家族倾向，尤其以身高最为明显。在良好的生活条件下，2岁以后小儿的身高逐渐体现出遗传因素的影响，青春期后有极显著相关，因此可以根据父母平均身高来预测小儿的最终身高。在评价小儿体格生长时，必须考虑遗传因素。

(二)性别因素

男女小儿生长发育各有特点。除青春早期外，女孩平均身长、体重与同年龄男孩相比较小。因此，在评价小儿体格发育时男女标准应分开。

(三)内分泌因素

内分泌腺的功能对生长发育起重要调节作用，各内分泌腺之间互相影响，与神经调节密切相关。甲状腺功能低下、基础代谢缓慢等，会造成体格矮小、智力障碍；脑垂体功能不全、生长激素不足会引起侏儒症；性腺可促使骨骺愈合，故青春期开始较早者比迟者矮小。

(四)环境因素

1.宫内环境

胎儿宫内发育受孕妇生活环境、营养、情绪、疾病等各种因素的影响。孕妇妊娠早期发生病毒性感染可导致胎儿先天性畸形；孕妇严重营养不良可导致流产、早产和胎儿发育迟缓；孕妇受到某些药物、X线照射、环境毒物污染和精神创伤等因素影响，可使胎儿发育受阻，进而影响出生后的生长发育。

2.出生后的环境

(1)营养：这是小儿生长发育的物质基础。当营养摄入不足，首先导致体重不增甚至下降，最终也会影响身长。20世纪以来，人类身高有逐渐增高的趋势，性发育也提前，这主要是经济生活水平提高、营养好转所致。

(2)疾病：急性感染性疾病常使小儿体重减轻、生长迟缓，但只要在疾病恢复阶段为小儿提供良好的生活条件，可使小儿可“赶上生长”。但长期的慢性疾病，如哮喘反复发作、先天性心脏病等，对体格发育有一定影响。

(3)生活环境和心理因素：良好的居住环境，如充足的阳光、新鲜的空气、清洁的水源等，能减少小儿疾病，促进小儿生长发育。合理安排生活作息、护理、教养、锻炼，对小儿体格和智力的成长能起促进作用。家长的爱抚和良好的学校与社会教育对小儿性格、品德的形成及智能的发育具有深远影响。

(4)物理和化学因素：X线照射及某些药物如细胞毒性药物、激素类药物等，都可直接或间接影响生长,如长期应用肾上腺皮质激素者身高增长减慢。

以上情况说明小儿的生长受遗传和环境两者的作用。遗传赋予人类生长的潜力,如种族特点、父母身高和成熟速度等均影响着小儿的生长。而生长潜力是否能充分表现出来,取决于环境因素,如战争和自然灾害对小儿体格生长有不利影响;随着人民生活水平的改善和医疗保健水平的提高,小儿生长速度逐年增加。但当遗传潜力充分发挥后,环境因素的影响越来越小,小儿体格生长的速度不再提高。

神经、精神和智力发育也与体格生长一样,贯穿着遗传和环境的相互作用。研究证明,遗传关系越亲近,智力发展越相似,同卵双生子之间的智商相关系数达 0.9 以上。如果遗传素质有缺陷,如染色体异常与多种代谢缺陷病都会引起严重的智力迟缓。环境因素中凡影响体格生长的因素,都能影响神经、精神的发育,因为脑细胞对缺氧和营养不良等因素特别敏感。在后天环境中,教育是影响神经、精神发育最主要的环境因素,家庭、学校及社会应密切配合,才能培养下一代成为德、智、体全面发展的人才。

三、发育评价指标

(一)体格生长

一般常用的体格生长指标有体重、身高(长)、坐高(顶臀长)、头围、胸围、上臂围、皮下脂肪等。

1.体重

体重为各器官系统、体液的总重量,是衡量小儿生长与营养状况的重要指标,也是儿科临床计算药量、静脉输液量的重要依据。

一般而言,与出生时的体重相比,小儿 3 个月时约为 2 倍,1 周岁时约为 3 倍,2 周岁时约为 4 倍,4 周岁时约为 5 倍。但体重的增加并非匀速,前半年体重增加迟缓的小儿,后半年可能迅速增重。因此,观察体重的变化,时间不可过短。对婴幼儿来说,定期测量体重十分重要。小儿体重非常规下降,除患病以外,大多数是由于护理不当或营养供给不足,必须及时纠正。而体重增长过快则易导致超重或肥胖。

2.身高(长)

身高(长)是指头顶到足底的垂直长度。年龄≤3 岁的小儿仰卧位测量,称为身长;年龄>3 岁的小儿一般站位测量,称为身高。身高(长)的生长受遗传、内分泌、宫内生长水平的影响较明显,短期的疾病与营养波动不易影响身高(长)

的生长。身高(长)的增长规律与体重相似。年龄越小增长越快,会出现婴儿期和青春期2个生长高峰。

影响身高的内外因素很多,如疾病、营养、生活环境、遗传、体力活动、精神状态、各种内分泌激素,以及骨、软骨发育等。应当指出,身高方面的个体差异比体重要大。

与身长有关的测量指标如下。

(1)上部量与下部量:人体全部的长度可分为上、下两部分,以耻骨联合为分界线,自头顶至耻骨联合的上缘为上部量;自耻骨联合上缘至脚底为下部量。上部量主要反映脊柱的增长,下部量主要反映下肢长骨的生长。小儿下部量的增长一般较上部量为快,直至12～13岁进入青春期后,上部量的增长才相对地加快,表现为全身的中点随身高的增加而向下移动。新生儿下部量比上部量短,出生时中点在脐上(上部量平均为30 cm,占60%;下部量平均为20 cm,占40%);1岁时在脐下;6岁时,移至脐与耻骨联合之间;12岁左右,中点在耻骨联合处,上部量与下部量几乎相等。由此可见,身高的增加以下部量为主。

(2)坐高与下身长坐高:是指头顶到坐骨结节的长度,代表头颅与脊柱的发育。3岁以下小儿取卧位测量顶臀长。由于上、下部量测量不易操作,现常用坐高代替上部量,身长减去坐高代替下部量,这样计算出的坐高与下身长的比值与上、下部量的比值接近。

(3)身长与指距:身长也与指距相关。出生时身长较指距长,至12岁左右接近相等。

(4)身长与头长的比例:比例依年龄不同而不同,出生时小儿身长约4倍于头长,2周岁时为5倍,6周岁时为6倍,至成年为8倍。由此可见,年龄越小,肢体比躯干越短,而头长相对较大。

3.头围

头围是指自眉弓上缘最突出处经枕后结节绕头一周的长度,代表了头颅的大小和脑的发育程度,是婴幼儿及学龄前小儿生长发育的重要指标。

头围的测量在2岁以内最有价值,尤其是连续追踪测量头围更有意义,可以及时发现头围过大或过小的异常现象。如果头围过大,要注意有无脑积水、佝偻病等疾病;头围过小常常伴有智力发育迟缓。

4.上臂围

上臂围代表肌肉、骨骼、皮下脂肪和皮肤的生长。测量时,使被测小儿上肢放松下垂,测量者位于小儿左侧,固定软尺零点于左侧肩峰与尺骨鹰嘴连线中点，贴皮肤绕臂1周，读数至0.1 cm。测量时软尺只需紧贴皮肤即可，勿压迫皮下组织。

1岁以内小儿上臂围增长迅速，1～5岁增长缓慢。因此，有人认为在无条件测体重和身高的情况下，可测量左上臂围筛查5岁以下小儿营养状况，＞13.5 cm为营养良好，12.5～13.5 cm为营养中等，＜12.5 cm为营养不良。

（二）系统发育

1.头部

囟门有前囟、后囟之分。前囟是额骨和顶骨之间的菱形间隙，后囟是顶骨和枕骨之间的三角形间隙。婴儿出生时各颅骨缝均未闭合，后囟已接近闭合，晚者于2～4个月时闭合。前囟大小因出生时胎龄大小及胎内营养状况而不同，早产儿及营养差的婴儿一般比足月正常儿大，出生时对边中点连线1.5～2.0 cm，一般不超过2 cm×2 cm。在出生后数月前囟随头围的增大而变大，6个月以后逐渐骨化而变小。约半数正常健康小儿在12～18个月闭合。

前囟关闭并不表示头颅不能再增大。前囟是顶骨与额骨之间的空隙，头颅骨之间呈犬齿状的嵌合，这种嵌合是松动的。随着脑的发育增大，嵌合也随之而扩展放松，让脑有充分的生长空间。直到13～14岁，脑的发育已停止，骨缝之间的嵌合才融合而固定。所以，前囟早闭对于正常的婴儿来说并不影响脑的发育。囟门早闭多见于头小畸形；囟门晚闭见于脑积水、佝偻病、呆小病等，也偶见于生长过速的婴儿。

新生儿出生时脑重约为350 g（男较女略重），约为成人时脑重的25%，这时的新生儿体重只达成人体重的5%，可见脑部发育在先，而且在最初几年长得很快。9个月时，小儿脑重已超过出生时的2倍，至3岁时超过3倍，其后增加渐慢，至6岁时已达成人脑重的90%，至青春期始完全与成人相同。脑不仅在形态上迅速增长，而且在功能也不断地趋向成熟。有些使发育落后的疾病如呆小病，应在婴儿期用甲状腺素进行治疗，才能保证智力的良好发育；过晚治疗不仅身长得不到满意增长，智力也不易改进。

2.胸围

沿乳头下缘至肩胛骨下缘绕胸一周，测量其长度，然后取呼吸的平均值即为胸围。胸围表示胸廓的容积及胸部骨骼、胸肌、背肌和脂肪层的发育情况，并且在一定程度上表明身体、形态及呼吸器官的发育状况。婴儿期的呼吸频率仅于睡眠时较为稳定，但是节律可不均匀；醒时呼吸的深浅与快慢随时变异，往往没有重要意义。呼吸式在幼儿期为腹式，这是肋骨呈水平状，肋间隙较小及膈肌较肋间肌强的缘故;至 4～7 岁时,胸式呼吸渐占优势;7 岁后,接近成人的胸式呼吸。

显著的胸部畸形大多数见于佝偻病、迁延性或慢性肺炎、肺气肿、哮喘、脓胸、心脏病、结核性脊柱炎及脊椎侧弯等。

此外,头围与胸围会在曲线图上出现交叉。营养不良的小儿由于胸部肌肉和脂肪的发育较差,胸围超过头围的时间较晚,其头围、胸围出现交叉的时间也就较晚。

3.腹围

测量腹围时应取仰卧位,以脐部为中心,绕腹 1 周。婴儿期的腹围与胸围相近,之后腹围小于胸围。由于腹围易受腹壁肌张力及腹内脏器的影响,正常伸缩的范围很大,正常儿可不测量。当腹部异常大时(如腹水),应定时测量,并进行对比。显著的慢性腹部隆起,见于佝偻病、结核性腹膜炎及巨结肠等。显著的腹部下陷,见于消瘦、脱水等。

4.骨骼

骨骼的发育有 2 种方式,①干骺端成骨:长骨的生长主要是由于干骺端的软骨逐步骨化。②骨膜成骨:如扁骨周围的骨膜逐步骨化,即属于此类。骨化的过程较长,自胎儿期开始,直至成年期才完成。正常小儿的成骨中心按年龄出现,随年龄增长而变化形状,也按年龄而融合,所以骨化过程具有一定的规律性。

5.牙齿

牙齿的发育与骨骼有一定关系,但因牙齿的釉质来源于外胚层,受营养及内分泌因素的影响不如骨骼大,只有严重营养不良、维生素 D 缺乏性佝偻病及甲状腺功能减退症患儿乳牙萌出才会延迟。乳牙萌出的早晚虽然不能直接反映婴儿发育的情况,但通常认为出牙早比出牙晚的孩子发育好。

萌牙顺序通常为下颌先于上颌、由前向后进行,即下正中切牙、上正中切牙、上侧切牙、下侧切牙、第一乳磨牙、尖牙、第二乳磨牙。出牙为生理现象,有时可伴有低热、流涎、烦躁及睡眠不安等症状。牙齿的健康生长与蛋白质、钙、磷、氟、维生素 C 和(或)D 等营养素,以及甲状腺素有关。咀嚼运动有利于牙齿的生长和坚固。

6.肌肉系统

小儿肌肉生长与体重增加平行,随着年龄增长,肌肉占体重的百分比逐渐增高。出生后最初几年肌肉发育较缓慢,而且婴幼儿皮下脂肪发育旺盛,因此较难确定肌肉的发育程度。小儿肌肉成分的特点是水分较成人多,蛋白质、脂肪和无机盐等较成人少，能量储备较差，年龄越小这一特点越明显。小儿肌肉的力量随着肌肉总量的增加、肌肉成分的变化和肌纤维发育及数量增多而不断增强。

肌肉的发育程度与营养状况、生活方式及运动量有密切的关系。因此，均衡的营养、适当的运动可促进小儿肌肉的良好发育。肌肉发育异常可见于重度营养不良、进行性肌营养不良及重症肌无力等疾病。

7.脂肪

脂肪组织主要由大量脂肪细胞积聚而成。脂肪组织的发育表现为脂肪细胞数目的增加和体积的增大。人体脂肪细胞数目增加主要在出生前3个月、出生后第1年和11～13岁3个阶段。

人体脂肪的50%分布于皮下组织中，通过测量小儿躯干、四肢不同区域的皮下脂肪厚度，不仅可以反映全身脂肪量，还可间接判断人体组成比例，有助于营养状况的判定。临床工作中常用肱三头肌、肩胛下角的皮褶长度评估脂肪的发育。随着科学技术的进步，可以用物理检查方法测定体脂含量和分布，如双能X线、气体置换、生物电阻抗法等。

(二)智能发育

1.感知发育

婴儿出生就能对有趣或有用的感觉信息集中注意，而忽略无关信息。选择性注意以良好的情绪及神经兴奋性状态为前提，是对环境感知的必要条件，包括听觉、视觉、味觉、嗅觉、触觉等。

2.运动发育

小儿运动发育有赖于视感知的参与，与神经、肌肉的发育有密切的联系。发育顺序是由上到下、由粗到细、由不协调到协调。运动包括粗运动和精细运动。

3.语言发育

语言是表达思维和意识的一种形式。小儿语言的发育除受语言中枢控制外，还需要正常的听觉和发音器官。语言发育分理解和表达两方面。小儿学语是先理解而后表达，先会发语音而后会用词和句。在词的理解应用上，先是名词而后为动词、形容词、介词。语言发育是在第一信号系统基础上形成的，是小儿高级神经活动进入质变的一个阶段，加深了认识、理解、推理，使小儿智力更进一步发展。语言发育重要时期在出生后9～24个月，因此应在早期进行语言训练。

4.应人能、应物能

这是指对周围人和物的反应和交往的能力及独立生活能力，包括情绪、性格、认知等，是随年龄增长而逐渐发展的。

四、小儿各年龄分期生长发育特点

小儿的生长发育是一个渐进的动态过程,不应被人为地割裂认识。但是在这个过程中,随着年龄的增长,小儿的解剖、生理和心理等确实在不同的阶段表现出与年龄相关的规律性。因此,在实际工作中将小儿年龄分为胎儿期、新生儿期、婴儿期、幼儿期、学龄前期、学龄期、青春期,以便更好地认识小儿生长发育特点。各期主要生长发育特征如下。

(一)胎儿期

从卵细胞受精开始至小儿出生前统称为胎儿期。从孕妇末次月经第一天算起为 40 周,其周龄称妊娠龄或胎龄。若从真正受精开始算起胎儿期共 38 周。在实际工作中常将胎儿期划分为如下 3 个阶段。

1.妊娠早期

此期为 12 周,又称为胚胎期(或成胚期),是受精卵在子宫着床后细胞不断分裂长大、迅速分化,发育形成各系统组织、器官的时期。此期末胎儿已基本形成,可分辨出外生殖器。从受精到各器官形成(大约在 10 周)时为主要成胚期,此期为胎儿生长发育十分重要的时期。因其发展迅速且各器官正处于形成过程,如果受到内外各种因素影响(如遗传因素和孕妇受病毒感染等)则可使发育受阻,引起各种器官的先天畸形。

2.妊娠中期

此期为 16 周(第 12 周后到 28 周),胎儿各器官迅速长大并继续发育完善,功能渐趋成熟,胎儿长大颇快。但在胎龄 20 周之前,胎儿体重＜500 g 时,由于肺的发育尚未成熟,如发生早产则大多不能存活。20 周开始,肺泡发育逐渐成熟,因此 28 周(体重约 1 000 g)后出生者存活的希望较大。

3.妊娠晚期或后期

此期共 12 周(第 28 周后至 40 周),这一时期胎儿各器官形态与功能基本成熟。胎儿增大以肌肉发育与脂肪积累为主,胎儿体重增长较多。胎儿完全依靠孕妇生存,因此母子关系十分密切。母体受到的各种不利影响(如创伤、营养不足、劳累、各类感染、疾病、药物、心理打击等)均可影响胎儿正常生长发育。

胎儿期因父母两方面的各种原因而发生早期流产者比例大约为 20%,常与非整倍体染色体异常、孕妇健康与宫内环境有关。关于围生期死亡率,我国一般从胎儿 28 周后(或体重 1 000 g 以上)至出生后不满 7 整天为统计对象,其中约一半死于胎儿期,而一半死于早期新生儿期。随着围生医学的发展,以及产前保健的加强和分娩技术的改进，近20年来围生期死亡率已大大降低。

(二)新生儿期

新生儿期指自胎儿娩出、脐带结扎开始至出生后28天之前。按年龄划分，此期实际被包含在婴儿期内。由于此期在生长发育和疾病方面具有非常明显的特殊性，且发病率高、死亡率高，因此单独列为一个特殊时期。

这一时期小儿脱离母体，是为独立生活进行生理调节的适应时期，内外环境发生极大变化，而其适应能力又不完善，因此易发生不少适应不良问题。如体温不升、体重下降、出血、溶血、呼吸艰难综合征等，另外还有因分娩过程带来的产伤、窒息、感染等问题，先天性畸形也是新生儿期的重要问题。新生儿期不仅患病率高，死亡率也高，占婴儿死亡率的1/3～1/2，尤以新生儿第1周为高。

1.体格生长发育

(1)体重：我国正常新生儿的平均出生体重为3.2～3.3 kg，一般男婴比女婴重100 g。新生儿出生后数天内可因多睡少吃、吸乳不足、胎粪排出及水分丢失等而致“生理性体重下降”。体重一般在出生后3～4天降至最低点，以后逐渐回升，多在7～10天恢复到出生时体重。失去的体重一般不超过出生体重的6%～9%，当体重丢失＞10%或恢复至出生体重缓慢(＞2周)时，需要仔细进行临床评估和喂养技术评估，分析体重不增是母乳不足、喂养不合理导致的，还是发生疾病导致的，并及时采取措施。

(2)身长：新生儿出生时身长约50 cm。

(3)头部：胎儿期脑生长居全身各系统的领先地位，因此出生时新生儿头围相对大，平均32～34 cm。新生婴儿出生时脑重约为350 g(男较女略重)，约为成人时脑重的25%。

(4)胸围：新生儿的胸廓几乎呈圆筒状，其前后径与横径相差无几，约32 cm，略小于头围1～2 cm。随着年龄增长，新生儿的胸廓横径也会增加，其胸部渐渐与成人形态相似。新生儿肋骨的位置在第1年似是横置，前后几乎在一个水平面上；自第2年起，肋骨的前端向下移动而呈斜位。

(5)肌肉与脂肪：人体脂肪细胞数目在出生前3个月会出现增加。新生儿脂肪重量占体重的16%，而肌肉的重量占体重的20%～22%。

2.智能发育

(1)感知发育：①听觉，近年的研究表明新生儿已有良好的听觉灵敏度，50～90 dB的声响会引起呼吸的改变。②视觉：新生儿已有瞳孔对光反射和短暂的原始注视，目光能跟随近距离缓慢移动的物体，能在19 cm处调节视力和两眼协调。③味觉:新生儿对不同味觉物质已有不同反应,半个月左右时对甜味做吸吮动作,露出愉快表情,对苦、酸、咸的物质则表示不安、皱眉、闭眼、恶心。④触觉:新生儿的触觉已经很发达,当身体不同部位受到刺激时就会做出不同的反应。

(2)运动发育:①粗运动,新生儿俯卧位时能将脸从一边转向另一边以避免窒息,仰卧位可出现紧张姿势。②精细运动:新生儿能紧握触手物。

(3)语音发育:新生儿出生时就能大声啼哭。

(4)对周围人和物的反应:新生儿对周围较淡漠,反复逗引才有反应,但对强光反应较快。

(三)婴儿期

自出生到1岁之前为婴儿期,此期是生长发育极其旺盛的阶段。

1.体格生长发育

(1)体重:婴儿在最初3个月内增长迅速,每月平均增加800～1 200 g;在第2个3个月内(4～6个月),增长速度减慢一半,每月增加400～600 g;出生后第7个月至1岁生长速度再减慢一半,每月增长200～300 g。第1年共增重约6.5 kg。

(2)身长:这个时期是生长的第1个高峰,在婴儿出生后前半年增长最快。婴儿0～3个月每月平均增长约3.5 cm,4～6个月每月平均增长约2.0 cm,7～12个月每月平均增长1.0～1.5 cm。第1年共增长25～26 cm。

(3)头部:头围婴儿在生后第1年增长最快,尤其是前半年,在最初半年内增加约9 cm,第2个半年内约3 cm,即1岁时头围约为46 cm。此时也是脑的发育迅速期,9个月时脑重已超过出生时的2倍。

(4)胸围:婴儿胸围逐渐增长,营养状态良好的婴儿可出现头围、胸围交叉。

(5)骨骼:正常婴儿在出生4～6个月出现头骨及钩骨,桡骨远端的成骨中心于6～12个月时出现。

(6)牙齿:每个婴儿乳牙萌出的时间、出牙数及萌出顺序差异很大,大多数婴儿在4～10个月开始长出牙齿。

(7)脂肪:婴儿出生后3～6个月脂肪速度增加减慢,但出生后第1年依然是人体脂肪细胞数目增加主要阶段之一,通常在1岁末达高峰,占身体重量的22%。以后脂肪占比后逐渐下降。

2.智能发育

这一时期是智能发展的快速时期。

(1)感知发育:①听觉,一般婴儿到3个月时能感受不同方位发出的声音,转头向声源；4个月时，听见悦耳声音时会微笑；6个月时，对母亲语音有反应；9个月时，会寻找来自不同高度的声源；1岁时，能听懂自己的名字。②视觉：婴儿1个月时开始出现头眼协调，眼在水平方向跟随物体在90°范围内移动；3个月时调节范围扩大，头眼协调好，仰卧位时水平位视线可跟随180°，能看见直径0.8 cm的物体，视觉集中时间可达7～10分钟；6个月时视线跟随在水平及垂直方向移动的物体转动，并可以改变体位以协调视觉，可以注视远距离的物体，如飞机、汽车，能主动观察事物；9个月时可以较长时间地看相距3.5 m人物的活动，喜欢鲜艳的颜色。③味觉：3～4个月的婴儿就已经能对食物的微小改变进行区分。④触觉：3个月的婴儿已能分辨31 ℃和33 ℃的水温；但对痛觉反应较迟钝，第2个月起小儿才对痛刺激有表示。

(2)运动发育：①粗运动，婴儿1个月时颈后肌发育能俯卧位抬头片刻；2个月时能俯卧位抬头45°，从仰位拉至坐位，头后仰；3个月时俯卧位抬头90°，垂直位能抬头，但控制尚不稳定；4个月时仰卧头向中央，四肢对称，而俯卧抬头高并以肘支撑抬起胸部；5个月时腰肌继颈肌发育，能直腰靠背坐；6个月时已能用下肢支持身体，喜欢扶腋下跳跃；7个月时会翻身，俯卧位能向左右旋转追逐物体；8个月时长时间稳坐，开始学爬；9个月时扶着栏杆能站立；10个月时会自己从座位攀栏站起；11个月时会扶栏行走或牵着一手走；12个月时会独立片刻，约1/4小儿能独自行走。②精细运动：婴儿2个月时能短暂留握如摇荡鼓一类物体；3个月时两手放松，常拉自己的衣服及大人的头发；4个月时两手在胸前玩弄，见到新鲜物体时两臂会活动起来；5个月时手伸向物体，碰到时会随手抓起；6个月时双手能各拿一块边长2.5 cm左右的方木；7个月时可在两手间传递玩具，能用4个手指一把抓的方式取到小糖丸；8个月时出现握弄、敲打及抛挪玩具的动作；9个月时伸出示指拨弄小物件，此时拇指、示指能配合用钳形动作摘拿小丸，但近尺侧腕部仍贴住桌面；12个月时拇指、示指用钳形动作取小丸时已不需尺侧腕部的支持，称为“垂指摘”。

(3)语音发育：①1个月时能发很小喉音；②2～3个月时能发a(啊)、o(喔)等元音；③4个月时在愉快的社交接触中能大声笑；④6～7个月时发唇音，并能将元音与辅音结合起来，如“ma”“da”等；⑤8个月时常重复某一音节，如“ma-ma”“da-da”“ba-ba”等，并且8～9个月时能区别大人语气，对大人的要求有反应，如“拍手”，能模仿发“ma”“ba”等音；⑥12个月时懂得某些物体的名称，如“灯灯”“鞋鞋”“帽帽”，并会用手指出，同时还知道自己的名字，约半数12个月的小儿能有意识叫“爸爸”“妈妈”。

(4)对周围人和物的反应:①1个月时喜欢看熟悉人的脸和颜色鲜艳的物体;②2个月时双眼会追随移动的物体,会注意母亲的脸,开始微笑;③3个月时认识母亲;④4个月时能发出笑声,能主动以笑脸迎人,母亲离去或不在时会表现不愉快;⑤5～6个月时能区别熟人和陌生人,喜欢做用手帕遮脸的游戏,会向镜中人微笑,能抚摸或抱着奶瓶;⑥7～8个月时能注意周围人的行动与表情,能体会说话人的语调,如大人用责备语调说“不许动”,婴儿可出现恐惧表现或马上停止动作;⑦9～10个月时能模仿成人动作,会招手表示“再见”,对外人表示疑问、恐惧;⑧12个月时对人有爱憎之分,能配合大人穿衣。

(四)幼儿期

1岁～3岁为幼儿期,体格生长发育速度较上一时期稍减慢,但智能发育迅速,同时活动范围渐广、接触社会事物渐多。

1.体格生长发育

(1)体重:1岁以后体重增长变慢,1～2岁全年体重增长2.0～2.5 kg。

(2)身长:身长的增长规律与体重一样,1岁后逐渐减慢,第2年全年约增12 cm。

(3)头部:2岁时可增加2 cm,头围约48 cm。

(4)胸围:1岁至青春前期,幼儿胸围应大于头围,约为“头围+年龄−1”。

(5)骨骼:正常幼儿在2～3岁时出现三角骨。

(6)牙齿:乳牙共20颗,约在3岁内出齐,若满13个月的幼儿仍未出牙称为萌牙延迟。萌牙延迟的主要原因可能是特发性的,也可能与遗传疾病及食物性状有关。

2.智能发育

(1)感知发育:此时幼儿味觉、触觉基本成熟,进入平稳发展阶段。①听觉:幼儿1岁听懂自己的名字,2岁听懂简单的语句。②视觉:幼儿18个月时注意悬挂在3 m处的小玩具,2岁时区别垂直线与横线。

(2)运动发育:①粗运动,幼儿15个月时一般都会独走;18个月时行走快,很少跌跤,会自己扶栏一次一级地上楼梯,会倒退行走数步;2岁时能跑。②精细运动,幼儿15个月时可搭方木2块,能将小丸放入小瓶中;18个月时搭方木3～4块,会将小丸从瓶中倒出以取得小丸,开始会用笔在纸上乱画;2岁时搭方木5～6块,会模仿画竖线、横线,会逐页翻书;2.5岁时可搭方木8块,会穿上短裤和便鞋。

(3)语音发育:①幼儿18个月时能说10个左右有意义的词,会指出身体各部分;②幼儿2岁时会说2～3个词构成的简单句,能说出身体各部分的名称。

(4)对周围人和物的反应:①幼儿18个月时会用语言或手势表示要求,会表示大小便。②幼儿2岁时能自己用匙吃饭,动作准确,但吃不干净,基本能控制大小便;能听懂命令,执行简单任务。

(五)学龄前期

自3岁以后至入小学前(7岁左右)为学龄前期。此时,小儿体格生长发育速度已经减慢,处于稳步增长状态;而智能发育更加迅速,与同龄小儿和社会事物有了广泛的接触,知识面得以扩大,自理能力和初步社交能力得到锻炼。

1.体格生长发育

(1)体重:此时小儿的体重增长基本上呈匀速增长,因而可用下列公式粗略估算:体重(kg)=年龄(岁)×2+8。

(2)身高:此时小儿的体重增长基本上呈匀速增长,每年递增5~8 cm。身高可按[(年龄×6.5)+76]cm的公式推算出大概数字。

(3)头部:3岁和4岁小儿头围共增加1.5 cm左右;小儿3岁时脑重超过出生时的3倍,其后增加渐缓。5岁到10岁,小儿头围约共增2 cm。6岁时,小儿脑重已达成人脑重的90%;至青春期开始时完全与成人相同。

(4)骨骼:正常小儿4~6岁时出现月骨、大多角骨及小多角骨,5~8岁时出现舟骨,而尺骨远端的则至6~8岁才出现。

(5)牙齿:6岁左右,小儿乳牙开始脱落换恒牙,换牙顺序与出牙顺序大致相同。

(6)肌肉与脂肪:5岁时,小儿脂肪占为12%~15%。5岁后,小儿肌肉增长加快,直到青春期肌肉出现突增。

2.智能发育

(1)感知发育:①听觉,小儿4岁时听觉发育已较完善。②视觉:小儿4岁时视力约20/40(Snellen视力表),能区别基本颜色;5岁时区别斜线、垂直线与水平线,视力约20/30;6~9岁时视力达20/20;10岁时正确判断距离与物体运动的速度,能接住从远处挪来的球。

(2)运动发育:①粗运动,小儿3岁时双足交替登楼;4~5岁时会单足跳,能奔跑。②精细运动:小儿3岁时会模仿用3块方木“搭桥”,可以串木珠、解纽扣,会画“圆圈”“十字”;4岁会画方形;5岁时会画人;6岁时会画三角,能折纸。

(3)语音发育:①小儿3岁时词汇增加很快,能说出姓名、性别,懂得介词(如上、下),能唱简单的儿歌;②小儿4~5岁时能听懂全部说话内容,能简单地叙说一件事情及讲故事,这年龄阶段的特点为喜欢提问;③小儿6岁时说话流利,句法正确。

(4)对周围人和物的反应：①小儿3岁时会参加其他孩子的活动，会洗手；②4岁时好奇心强，求知欲强，不断提问，能自己上厕所、脱衣服；③5～6岁时喜欢集体游戏，常扮演想象中的角色，会做简单的家务劳动如抹桌、扫地等。

(六)学龄期

自进入小学开始(7岁左右)至青春期前(10岁左右)为学龄期。此期小儿的体格生长速度相对缓慢，除生殖系统外，各系统器官外形均已接近成人。智能发育更加成熟，可以接受系统的科学文化教育。

1.体格生长发育

(1)体重：此时小儿的体重增长基本上呈匀速增长，但较学龄前期生长迅速。可用以下公式进行估算：体重(kg)＝年龄(岁)×3＋2。

(2)身高：此时小儿的体重与学龄前期增长相似，每年递增5～8 cm。因此，身高也可按[(年龄×6.5)＋76]cm的公式推算出大概数字。

(3)骨骼：正常小儿在9～13岁时出现豆骨。

2.智能发育

(1)感知发育：此时其他感知觉已近成熟，只有视觉有明显变化。小儿6～9岁时视力达20/20；10岁时正确判断距离与物体运动的速度，能接住从远处挪来的球。

(2)运动发育：粗运动已经成熟，精细运动还有明显变化。小儿7～8岁时会画菱形，能做手工、泥塑。

(七)青春期

青春期年龄范围一般为10～20岁，是小儿发育到成人的过渡时期，是人体发育走向成熟的阶段。它从体格生长突增开始，到骨骼完全愈合躯体停止生长、性发育成熟结束。这一时期人体在形态、功能、内分泌、心理、行为等方面都发生着巨大的变化，主要表现在以下几个方面。

(1)身高：体格生长出现出生后的第2个高峰，尤其是身高增长迅速且有明显的性别差异。男孩的身高增长高峰晚于女孩约2年，但持续时间长，而且每年身高的增长值大于女孩，因此男孩通常比女孩高。女孩在乳房发育后(9～11岁)、男孩在睾丸增大后(11～13岁)身高开始加速生长，1～2年生长达第2个高峰，此时女孩每年身高平均增加8～9 cm，男孩是9～10 cm，以下肢增长最快。一般来说，女孩骨龄13岁或男孩骨龄15岁时，身高生长达最终身高的95%，其中在第2个高峰生长期身高增加值约为最终身高的15%。

(2)形体:青春期体重的增长与身高平行,同时伴有内脏器官的增长。女性耻骨与髂骨下部的生长与脂肪堆积,导致臀围加大;男性则有肩部增宽、下肢较长、肌肉增强的体形特点。

(3)生殖系统:其发育受内分泌系统的下丘脑-垂体-性腺轴的控制。小儿进入青春期后,下丘脑对性激素负反馈作用的敏感度下降,促性腺激素释放激素分泌增加,使垂体分泌的促卵泡激素、促黄体生成激素和生长激素增多,性腺和性器官发育及第二性征出现,持续6~7年,最终生殖系统完全成熟。

(4)性别特征:随着生长突增、性器官发育及第二性征出现,青春期男女出现了各自的特异性变化,最后形成了明显的性别特征。

(5)心理特征:小儿进入青春期后,出现了一系列巨大的体格和生理变化。同时由童年期进入青春期,他们生活的社会环境、人际关系也发生了重大变化,这些给他们带来了复杂的心理变化。这时,他们既要适应生理变化所产生的心理问题,又要适应新环境所带来的心理问题,承受着较大的心理适应负荷。青春期少年在心理上既保存着童年期的痕迹,又萌生出成人期的特征,常常表现为似成熟又不成熟。他们的心理适应能力常满足不了实际的需要。

(6)智力发育:青春期是小儿智力发育的重要阶段。这一时期,小儿感知觉非常灵敏,精确性进一步发展;记忆力增强,有意识记忆开始占主导地位;思维能力不断扩大、加深,抽象逻辑思维日益增强,但思维中的具体形象成分仍起重要作用,思维活动的组织性、创造性、独立性和批判性有显著发展;能正确掌握概念,并进行判断和推理。随着学习内容丰富、生活领域扩大,他们逐渐建立比较明确的理想。

青春期是人体发育的最后阶段,也是决定个体体格、体质和智力水平的关键时期,因此应该给予足够的重视。

第二节　小儿生理、病因、病理特点

一、生理特点

(一)脏腑娇嫩、形气未充

古代儿科医家将小儿脏腑娇嫩、形气未充的特点,概括为稚阴稚阳。所谓阴是指体内的精、血、津液等物质；稚阴指的是精、血、津液，也包括脏腑、筋骨、脑髓、血脉、肌肤等有形之质，皆未充实、完善。所谓阳是指体内脏腑各种生理功能活动，稚阳指的是各脏腑功能活动均属幼稚不足和处于不稳定状态。稚阴稚阳是指小儿在物质基础与生理功能上都是幼稚和不完善的，需要不断地生长发育，充实完善。

脏腑，即五脏六腑；娇嫩，即娇气、嫩弱之意；形指形体结构，即四肢百骸、筋肉、骨骼、精、血、津液等；气指生理功能活动，如肺气、脾气、肾气等；充，即充实、完善之意。所谓脏腑娇嫩、形气未充，即小儿时期机体各器官和系统的形态及生理功能均未发育完善，处在不断成熟和不断完善的过程中，且年龄越小，这种特点表现得越突出。

从具体内容来看，五脏六腑的形和气皆属不足，其中尤以肺、脾、肾三脏更为突出，因此说小儿肺常不足、脾虚胃弱及肾气尚虚。此外，小儿另一个特点是肝常有余。

1.肺常不足

肺常不足是指小儿在生理情况下，肺脏发育未臻完善，腠理不密，卫外不固，易为邪气所犯。肺常不足主要因为小儿呼吸功能发育未完善，小儿肺泡数量少且面积小，弹性纤维发育较差，胸廓小而肺脏相对较大，呼吸肌发育差，导致小儿呼吸功能未完善，呼吸储备量较小。肺常不足表现为呼吸频率快、节律不齐，而且年龄越小，表现越明显；小儿的呼吸道免疫功能低下、呼吸道短且比较狭窄，黏膜薄嫩，支气管黏膜纤毛运动较差；肺内含血量多，含气量少。同时，从母体获得的先天免疫抗体逐渐消失，但后天免疫抗体尚未产生，因此小儿呼吸道的非特异性和特异性免疫功能均较差，易患呼吸道感染。

2.脾虚胃弱

脾虚胃弱是指小儿在生理情况下，脾胃功能发育尚未完善，运化能力比较薄弱。脾常不足主要表现为小儿脾胃的运化功能相对不足。由于小儿生长发育迅速，对水谷精微的需求相对较多，因此胃肠负担过重，脾胃功能相对不足。此外，小儿脾胃运化功能发育尚未完善，消化道的腺体（如唾液腺、胃腺、胰腺等）发育不足，消化酶分泌量少，导致对食物的消化能力弱；消化道的弹性组织和肌肉纤维发育差，食物的传导功能也弱。另外，小儿肠黏膜屏障功能较弱，肠毒素、消化不良物、变应原等易于经肠黏膜进入人体而引起疾病。

3.肾气尚虚

肾气尚虚是指小儿之肾阴肾阳均未充盈、成熟。小儿肾常虚主要表现：①小儿肾主生殖繁衍的功能不足，青春期前的女孩无“月事以时下”，男孩无“精气溢泻”。小儿生殖系统到青春期才开始迅速发育并逐渐成熟，具备生殖能力。②小儿肾主生长发育的功能尚不足：儿童时期肾的气血未充、骨骼未坚、齿未长或长而未坚。③小儿肾主二便的功能不足：婴幼儿二便不能自控或自控能力弱等。肾中精气不充盛，肾对膀胱的开阖约束力弱，临床表现为年龄越小，对二便的控制力越弱。

肾为先天之本，主藏精，主水，主纳气。肾气的生发是推动小儿生长发育、脏腑功能成熟的根本动力。随着小儿年龄的不断增长，至女子“二七”、男子“二八”左右才能逐渐成熟完善起来。

4.肝常有余

肝常有余是指小儿一方面少阳生发之气如草木方萌，欣欣向荣，生长旺盛；而另一方面易受到惊恐或者患病后邪易热化，引动肝风，发生惊厥、抽搐等有余的症状。肝常有余就是对这一生理和病理特点的概括。

(二)生机蓬勃、发育迅速

生机指生命力、活力。生机蓬勃、发育迅速是指小儿在生长发育过程中，无论在机体的形态结构方面，还是各种生理功能方面，都在迅速、不断地向着成熟的方面发展。年龄越小，这种发育的速度越快。以小儿的体格生长为例，新生儿出生时平均体重为 3 kg，出生后的前半年每月增长 0.7 kg，出生后的后半年平均每月增长 0.4 kg，2 岁以后每年增长 2 kg；身长在出生时平均为 50 cm，第 1 年身长平均增加约 25 cm，上半年比下半年快，第 2 年增长速度减慢，平均为 10 cm，到 2 岁时身长约 85 cm，2 岁以后身长稳步增长。古代医家把小儿生机蓬勃、发育迅速的特点概括为纯阳之体或体禀纯阳。所谓纯指小儿未经情欲克伐，胎元之气尚未耗散；所谓阳，即以阳为用，说明小儿生机旺盛、发育迅速，好比旭日之初升，草小之力萌，呈现蒸蒸日上、欣欣向荣的蓬勃景象。因此纯阳并不等于盛阳，更不是有阳无阴或阳亢阴亏。

稚阴稚阳和纯阳之体的理论概括了小儿生理特点的 2 个方面：前者是指小儿机体柔弱，阴阳二气幼稚不足；后者是指小儿在生长发育过程中，生机蓬勃、发育迅速的生理特点。

二、病因特点

小儿为稚阴稚阳之体，且成而未全、全而未壮，因此小儿病因较成人单纯，以先天因素、外感、伤食为多，情志、意外和其他因素也值得注意。常见病因有以下几种。

(一)外感因素

小儿为稚阴稚阳之体,脏腑娇嫩,又寒温不能自调,所以更易被六淫邪气和疫疠之邪所伤,现分述如下。

1.风邪

风为百病之长,善行而数变。小儿肺脏娇嫩,卫外不固,寒温不能自调,因此风热、风寒之邪易从口鼻或皮毛而入,侵袭肺卫,从而产生各种肺系疾病。

2.寒邪

寒为阴邪,易伤阳气。小儿稚阳未充,若外感寒邪或嗜食生冷,损伤脾胃,致脾阳受损,则见脘腹冷痛、呕吐、泄泻等症状;若寒邪伤肺,则水饮内停发生冷哮之证。

3.暑邪

夏令暑邪炎热,小儿禀赋不足、体质虚弱,不能适应,常表现为长期发热不退、口渴喜饮、无汗尿多等夏季热证;暑邪夹湿,小儿又脾常不足,脾喜燥而恶湿,故夏令常见小儿出现身重体倦、恶心、便溏、苔腻等症状。

4.湿邪

小儿脾常不足,若湿困于脾,则脾运化无权,出现泄泻、厌食、疲乏无力等症状。

5.燥邪

燥为阳邪,其性干涩,最易化火伤阴。小儿脏腑娇嫩,阴常不足,易被燥邪所伤,燥邪自口鼻而入,侵犯肺卫,气道失润而发生燥咳。

6.火邪

热为温之渐,火乃热之极。小儿为纯阳之体,外感六淫或内伤饮食,都极易从阳化热,因此小儿伤于外邪以热性病症居多。

7.疫疠之邪

疫疠之邪具有强烈传染性,其引发的疾病有起病急、病情较重、症状相似、易于流行等特点,相当于现代医学所说的急性传染性疾病。

(二)乳食因素

脾胃为后天之本,小儿又脾常不足,且饮食不知自调,故常为饮食所伤。若家长喂养不当、初生缺乳,未能按时添加辅食,或任意纵其所好、乳食无度,导致饮食营养不均衡,皆可使小儿脾气不充、脾失健运,气血生化乏源,久之正气虚弱，抵抗力下降，引发脾胃和肺系疾病。若小儿挑食、偏食，会导致过食寒凉者伤阳、过食辛辣者伤阴、过食肥甘厚腻者伤脾、饮食不洁等，都可产生诸多病症。

（三）先天因素

遗传是先天因素的主要病因，父母的基因缺陷可导致小儿先天畸形、生理缺陷或代谢异常等。妇女受孕以后，不注意养胎护胎，也是导致小儿出现先天性疾病的常见原因。如妊娠妇女饮食失节、情志不调、劳逸失度、感受外邪、房事不节等，都可能损伤胎儿而为病。因此，防治遗传性、先天性疾病是十分必要的。早产、难产、初生不啼等也是引起小儿残障的重要病因。因此，为保证顺利分娩，孕妇应进行正规的产前检查。

（四）情志因素

小儿对外周环境认识的角度不同于成人，因而导致小儿生病的情志因素与成人有着一定的区别。小儿心怯神弱，最常见的情志所伤是惊恐。小儿乍见异物或突闻异声巨响时，易惊伤心神，出现夜啼、心悸、惊惕、抽风等病症。长时间所欲不遂、缺少关爱，易致忧思、思虑；心脾受损，出现厌食、呕吐、腹痛、孤独、忧郁等病症；家长过于溺爱，使小儿承受力差，或学习负担重，家长期望值过高，易产生精神行为障碍类疾病。

（五）意外因素

小儿没有或缺少生活自理能力、缺乏对周围环境的判断能力、不知利害关系，因而容易受到意外伤害，如溺水、触电、误食毒物、跌打损伤等。

（六）其他因素

在现代临床上，环境及食品污染或残留农药、激素含量超标等已成为当前普遍关心的致病因素。放射性物质损伤，包括对胎儿和小儿的伤害，也引起了广泛的重视。医源性疾病包括治疗、护理不当及院内感染等，有增多的趋势，需要引起儿科工作者的特别关注。

三、病理特点

小儿的病理特点是其生理特点决定的。小儿脏腑娇嫩、形气未充，抗病能力也较弱，因此发病容易、传变迅速；小儿生机蓬勃、发育迅速，因此脏气清灵、易趋康复。关于小儿的病理特点，古代儿科医家从各个不同的侧面做了论述，归纳起来有“十易”：《诸病源候论》的“易虚易实”，《小儿药证直诀》的“易寒易热”，《儒门事亲》的“易饥易饱”，《解儿难》的“易于传变，易于感触”，《医源》的“易于伤阴”；

《小儿则》的“一药可愈”(易于康复)。后人将其归纳为发病容易、传变迅速，脏气清灵、易趋康复。

(一)发病容易、传变迅速

由于小儿脏腑娇嫩、形气未充，形体和功能均较脆弱，对疾病的抵抗力较差，加之寒暖不能自调、乳食不能自节，一旦调护失宜，则六淫易犯、乳食易伤，因此表现为易于发病、易于传变，年龄越小则越显突出。小儿疾病的发生、病因和临床表现与成人相比有明显差别，这是由小儿的生理特点决定的，主要包括 2 个方面：一是机体正气不足，御邪能力低下；二是对某些疾病有易感性。

1.从发病原因来看

小儿肌肤疏薄，腠理不密，藩篱至疏，寒暖衣着不能自理，因此风、寒、暑、湿、燥、火之邪易从皮毛而入，侵犯肺卫，而致肺气失宣，导致外感疾病较多，因此有六淫易犯的特点。小儿元气不足，抗病能力较差，尤其是半岁以后，从母体所获得的免疫抗体逐渐消失，自身免疫抗体又尚未形成，时疫疠气易从口鼻而入，发生多种传染性疾病，因此有疫疠易染的特点。小儿脾胃不足，运化功能尚未健全，加之乳食不知自节，易发生多种脾胃疾病，因此有易伤乳食的特点。小儿神志发育未臻完善，心脑功能不全，胆怯神弱，不能忍受外界的强烈刺激，若目触异物、耳闻异声，易发生惊恐、客忤或惊搐等症状；若小儿反复惊恐或缺乏安全感，易发生心理行为异常等病证，因此有易受惊恐的特点。小儿年少无知，缺乏自控能力，不知利害关系，容易发生落水、烫伤烧伤等意外事故，因此有易发生意外伤害的特点。此外，小儿的发病还与先天禀赋不足及胎产损伤有关。

2.从常见病证来看

除先天禀赋不足(如解颅、五迟、五软)和新生儿特有疾病外，小儿外感疾病和脾胃疾病更为多见。小儿肺常不足，肌肤疏薄，腠理不密，加之寒暖不知自调、护理失当，外邪易从口鼻而入，以致肺气失宣，发生感冒、咳嗽、肺炎喘嗽等肺系病证。小儿脾常不足，运化力弱，由于生长发育的需要，力求多摄取营养以供其所需，胃肠负担相对较重，加之小儿乳食不知自节，若稍有调护不当，内伤饮食，易发生呕吐、泄泻、积滞、疳证等脾胃系病证。小儿脏腑经络柔嫩，内脏阴精不足，感邪后邪气易于鸱张，从阳化热，由温化火，易致热极生风，邪陷心肝而发生惊搐、昏迷等心肝系病证。小儿肾常虚，精髓未充，骨气未成，先天肾气虚弱，若后天失于调养，影响小儿生长发育，易患五迟、五软、鸡胸、龟背等；肾阳不足、下元虚寒，不耐寒凉攻伐，若用药不慎，易患遗尿、虚损等病证。总之，小儿有肺娇易病、脾弱易伤、心热易惊、肝胜易搐、肾虚易损的特点。

3.从疾病的传变来看

小儿患病后传变迅速，疾病的寒热虚实容易相互转化或同时并见，概括而言，即易虚易实、易寒易热。

(1)易虚易实：这是指小儿一旦患病，则邪气易实而正气易虚。实证往往可迅速转化为虚证，或者转为虚实并见之证；虚证往往兼见实象，出现错综复杂的证候。如感受外邪，化热化火，灼伤肺津，炼液为痰，痰热闭肺，则发生肺炎喘嗽(实证)；肺气闭阻，气滞血瘀，心血运行不畅，则出现心阳虚衰、阳气外脱之证(虚证)。又如内伤乳食，会发生泄泻(实证)；但若暴泻或久泻，津伤液脱，则出现伤阴或阴损及阳、阴阳两伤之证(虚证)。

(2)易寒易热：由于小儿具有稚阴稚阳的特点，患病之后不但寒证易于转化为热证，也容易从热证转化为寒证，尤以寒证转化为热证更为突出。因为小儿属稚阴稚阳之体，所以在病机转化上寒易化热表现尤为突出。如表寒证不及时疏解，风寒可迅速化热入里，或致阳热亢盛，热盛生风。另外，小儿的生理特点又是稚阳，虽然生机旺盛，但其阳气并不充分，因此病理变化上也易于阳虚转寒。如急惊风(实热证)，可因正不胜邪瞬间出现面色苍白、脉微肢冷等虚寒危象；实热证误用或过用寒凉清下，也可导致下利厥逆之证(里寒证)。

临床上小儿病症的寒、热、虚、实的相互转化特别迅速，是小儿病理变化的特点。寒热互见、虚实并存或寒热虚实错综复杂，是儿科病症的表现特点。因此临床上用药需辨证，必要时寒温并用、攻补兼施。

(二)脏气清灵、易趋康复

虽然小儿发病容易、传变迅速，但小儿活力充沛、对药物作用反应灵敏、病因单纯、忧思较少、精神乐观，因此只要诊断正确、辨证准确、治疗及时、处理得当、用药适宜，疾病就容易很快康复。

第二章　中医儿科诊疗基础

第一节　儿科常用诊断方法

一、望诊

由于小儿有其生理与病理特点，生长发育和病情反应均不同于成人，且婴儿不会语言表达，较大年龄的小儿虽能言语，但往往不能正确诉说病情，加上就诊时常啼哭叫扰，影响脉象气息，给诊断造成困难，所以历代儿科医家都很重视望诊，在这方面也积累了较丰富的经验。儿科望诊分为总体望诊和分部望诊。

（一）总体望诊

总体望诊包括望神色、望形态。

1.望神色

望神色指观察小儿精神状态和面部气色。儿科望诊通过对小儿目光、神态、表情、动态、语言、反应等方面进行综合观察，才能了解五脏精气盛衰和病情轻重及预后。凡精神振作、二目有神、表情活泼、面色红润、呼吸调匀、反应敏捷，均为气血调和、神气充沛、无病的表现，或虽有病，也多轻而易愈。如果神情呆滞、萎靡、嗜睡，或烦躁不安、二目无神、面色晦暗、呼吸不匀，均为有病的表现。正常小儿的面色，不论肤色如何，均应红润而有光泽。有些小儿虽皮肤较白，但白里透红，说明气血调和。

面部望诊以五色推测病情变化，所谓五色指红、青、黄、白、黑，又称五色诊。

(1)面呈白色：多为寒证、虚证。面白有水肿为阳虚水泛，常见于肾病综合征；面白无华，唇色淡白，多为血虚，见于小儿贫血；面色惨白，四肢厥冷，多为阳气暴脱，可见于休克。

(2)面呈黄色:多为虚证或湿证。面色萎黄、形体消瘦,为脾胃功能失调,常见于积滞、疳证;面黄无华,并有白斑,常为肠寄生虫病;面色鲜黄,为湿热内蕴的阳黄,常见于急性肝炎和某些胆道疾病;面色黄而晦暗,为寒湿阻滞之阴黄,常见于阻塞性黄疸。新生儿一周内面目俱黄,能自行消退,为生理性胎黄。

(3)面呈红色:多属热证。面红目赤、咽痛红肿,为外感风热;午后颧红、潮热、唇赤色为阴虚内热,可见于小儿肺结核。新生儿面色嫩红,为正常肤色。

(4)面呈青色:多为寒证、痛证、瘀证。面色青白并见、愁眉苦脸,为里寒腹痛;面青而晦暗、神昏抽搐,常见于惊风和癫痫发作之际;面青唇紫、呼吸急促,为肺气闭塞、气血瘀阻,如重症肺炎和心力衰竭。

(5)面呈黑色:多为寒证、痛证、惊痫,或内有水湿停饮。面色青黑、手足逆冷,多为阴寒里证;面色黑而晦暗,兼有腹痛、呕吐,可为药物或食物中毒;面色青黑惨暗为肾气衰绝,不论新病久病,皆属危重。若小儿肤色黑红润泽、体强无病,是先天肾气充沛的表现。

此外,还有将面部五个部位与五脏结合,可作为推断病情轻重的一种方法。这五个部位指左腮、右腮、额上、鼻部、颏部。左腮属肝,右腮属肺,额上属心,鼻属脾,颏属肾。以右腮为例,与肺有关,秋季该部皮色微白者为无病,皮色很白则肺有病,若右腮出现深红色是病重,因为白是肺的本色,肺属金,而红色为火,五行中火是克金的,所以病重。当然这种观察与推测的方法也不是绝对的,仅供临诊时参考。

2.望形态

形是指形体,态是指动态。

(1)形体望诊:包括头囟、躯体、四肢、肌肤、毛发、指(趾)甲,检查时应按顺序进行。头方发少,囟门迟闭,下肢挛曲,可见于佝偻病;头大颌缩,前囟宽大,见于脑积水;腹部膨大,肢体瘦弱,额上青筋显现,多为营养不良。“发为血之余”,若毛发枯黄、发竖稀疏或容易脱落,均为体虚血亏的表现。指甲菲薄、苍白质脆,为营血虚亏,见于重度贫血;指甲色紫或呈杵状,为心阳不足、气滞血瘀,可见于先天性心脏病等。

(2)动态望诊:在动态望诊时,如见小儿喜伏卧者,常为乳食内积;喜蜷卧者,多为腹痛;喜侧卧者,多为胸胁疼痛;若仰卧少动、双目无神,多为久病、重病,体质已虚。颈项强直、肢体抽搐,甚至角弓反张,概属惊风;若翻滚不安、呼叫哭吵、两手捧腹,多为急性腹痛;若端坐喘急或哮鸣痰声,为哮喘症。

(二)分部望诊

分部望诊包括审苗窍、辨斑疹、察二便、看指纹等。

1.审苗窍

苗窍是指舌为心之苗，肝开窍于目，肺开窍于鼻，脾开窍于口，肾开窍于耳及前后两阴。

(1)察舌：正常小儿舌体淡红润泽，伸缩活动自如。舌质淡白，为气血虚亏；舌质红绛，为邪入营血；舌红无苔，为阴虚津少；舌质发紫，为气血瘀滞；舌有红刺，为邪热亢盛。舌苔色白为寒，舌苔白腻为寒湿内滞；舌苔色黄为热，黄腻为湿热内蕴；热病苔剥，为已伤阴；舌苦花剥，状如地图，属胃之气阴不足。

(2)察目：眼睑结膜色淡，为血虚，如小儿贫血；巩膜色黄，属湿热内蕴之黄疸症，如急性肝炎；眼睑水肿，为水湿上泛，如急性肾小球肾炎；图案内陷，哭而无泪，见于脱水时；两目上窜，为惊风发作之征。

(3)察鼻：鼻塞流清涕，为感冒风寒；鼻流黄涕，为感冒风热；鼻衄为肺经有热或血热妄行，如血小板减少性紫癜；鼻孔干燥，为肺津已伤或外感燥邪；鼻翼翕动为肺气闭塞，如小儿肺炎。

(4)察口：应仔细观察口唇的颜色、润燥和外形等变化。唇色淡白属气血虚亏；唇色青紫为寒证及瘀证；唇色樱红，为气阴两伤；口唇干燥为伤津之征。察齿及齿龈，齿为骨之余，齿龈属胃，齿龈红肿，属胃火上冲；牙齿迟出，为肾气不足，如佝偻病；新生儿牙龈有白色斑块，影响吮乳，称板牙。咽为肺胃之通道，咽红发热，为风热外感；咽红乳蛾肿大，为风热外感或肺胃火炎，如急性扁桃体炎；咽痛有灰白色假膜，不易拭去，为白喉之征。口内溃疡为急性口腔炎；满口白屑，见于鹅口疮。

(5)察耳及两阴：耳内疼痛流脓，为肝胆火旺，如中耳炎；以耳垂为中心漫肿，见于流行性腮腺炎。阴囊时肿时止、啼哭肿甚，为腹股沟斜疝；阴囊阴茎肿胀，常为肾病的表现。婴儿肛门潮湿红痛，为尿布皮炎；肛周抓破，常为蛲虫病肛痒所致；大便坚硬带鲜血为肛裂；便后直肠脱出，属中气虚亏，见于脱肛。

2.辨斑疹

凡形态大小不一，一般不高出皮面，压之不褪色，称为斑；凡形小如粟米，高出皮面，压之褪色，称为疹。

斑和疹多见于小儿传染病，如麻疹、猩红热、水痘、流行性脑脊髓膜炎等，小儿杂病可见于紫癜等症，按形态还有细疹、疱疹、风团、白痦等不同名称。所谓细疹指疹子细小如麻粒，如风疹、猩红热的皮疹；所谓疱疹指形态大小不一，高出皮面，中含液体，如水痘；所谓风团，指皮肤出现局限性水肿，如云团样，此起彼伏，抓痕明显，如荨麻疹；而白痦又称白痱、汗疹，为细小隆起含浆液的白色疱疹，白痦多见于伤寒(湿温)或其他热性病长期发热出汗后。

3.望两便

除新生儿及较小乳儿的大便较稀薄外，正常小儿的大便应色黄而干湿适中。大便燥结，为内有实热或阴虚内热；大便稀薄，夹有白色凝块，为内伤乳食；大便稀薄，色黄秽臭，为湿热积滞，见于细菌性痢疾；若婴幼儿大便呈果酱色，伴阵发性哭吵，须防肠套叠。小便黄赤短涩，为湿热下注；小便色浑如米泔水，为饮食失调，消化不佳；小便色红或呈茶褐色，是血尿之征；小便深黄，是湿热内蕴，属黄疸之征。

4.望小儿指纹

小儿指纹是指三岁以内小儿两手示指掌侧前缘部的浅表络脉。原理与诊寸口脉意义相同。方法为在向光时，医师握小儿示指的末端，在小儿示指掌侧前缘用清水自指尖向指根擦几次。

(1)三关测轻重：小儿示指按指节分为风、气、命三关(图 2-1)。示指第一节为风关，第二节为气关，第三节命关。望指纹的方法为医师用左手把小儿示指，以右手大拇指用力适中地从命关向气关、风关推数次，使指纹明显，便于观察。①指纹显于风关为邪气入络，邪浅病轻；②指纹显于气关为邪气入经，邪深病重；③指纹显于命关为邪入脏腑，病情严重；④指纹直达指端(透关射甲)为病情凶险，预后不良。

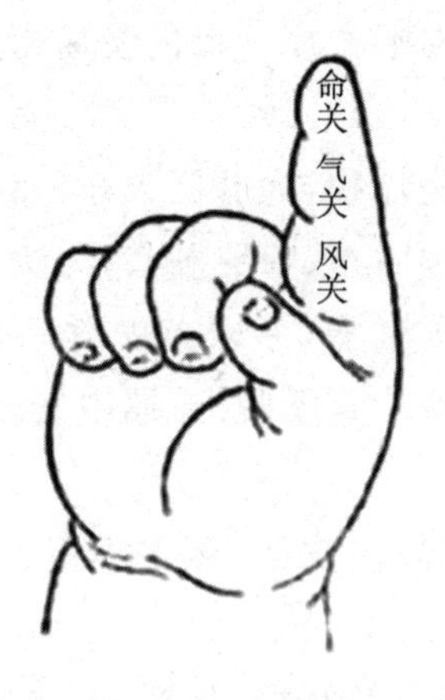

图 2-1 小儿示指三关分布

(2)浮沉分表里：①指纹浮而显露，病邪在表；②指纹沉隐不显，病邪在里。

(3)红紫辨寒热:①指纹偏红为外感表证、寒证;②指纹紫红为里热证;③指纹青色为疼痛、惊风;④指纹淡白为脾虚、疳积;⑤指纹紫黑为血络郁闭,危重。

(4)淡滞定虚实:①指纹浅淡而纤细为虚证;②指纹沉滞而增粗为实证。

二、切诊

切诊是医师通过切脉及接触患儿体表一些部位以诊察病情的一种方法。切诊包括切脉和按诊两部分。

(一)切脉

3 岁以前小儿可以不采用脉诊,可用察指纹的方法补充脉诊,而 3 岁及 3 岁以后,切脉比较容易进行,小儿可以与医师合作,不会出现哭吵而影响诊脉。

1.诊脉方法

小儿诊脉最好在安静或入睡时进行。由于小儿寸口部位短小,不可能容纳医师 3 个指头,因此成人切脉用三指,并按寸、关、尺进行,而小儿则采用“一指定三关”的诊脉方法以辨脉象,“一指定三关”可用 2 种方法,一是医师用大拇指,另一种是医师用示指进行诊脉,后一种方法对冬季穿长袖棉袄的小儿更为合适。

2.诊脉时间

每手应诊脉 3 分钟左右。如果小儿突然哭吵反抗,则应立即结束切脉,因为此时脉象已乱,不可能测到正确的脉息。而对心血管系统疾病患儿,医师根据需要可将切脉时间适当延长,以达到诊脉目的。

3.诊脉姿势和方式

儿科切脉时医师采用的姿势和方式可以灵活一些,不应拘泥于将患者手放于脉枕上切脉的方法,只要轻轻握住患儿小手,医师能迅速将手指压上寸口部位即可。为达到此目的,医师常常采用与患儿讲话交流的方法分散其注意力。

4.脉象

正常小儿脉象平和从容,并较成人柔软而快。年龄越小,脉搏越快,这是由于小儿动脉弹性好,新陈代谢又十分旺盛之故,即中医所称小儿为纯阳之体,蒸蒸向上,犹旭日之初升。

古代没有钟表,当时评定小儿脉息快慢是用呼吸定脉率,即按医师平和的呼吸判定患儿的脉动数,成人的一呼一吸为一息,成人一息约为 4 至,而小儿一息6 至左右。要较精确计算小儿脉率,应了解不同年龄正常小儿每分钟心率数。若以成人正常呼吸一息计算,新生儿为 7～8 至,1～3 岁为 6～7 至,4～7 岁约为 6 至,8～13 岁约为 5 至,14 岁以上脉象与成人基本相同。若以每分钟心率计算，新生儿到1岁为160～120次/分，1～3岁为120～100次/分，3～5岁为110～90次/分，5～7岁为100～80次/分，7～12岁为90～70次/分。如果测得脉象较正常快为数脉，不足为迟脉。

(二)按诊

按诊是医师利用手指在患儿体表一定部位，进行触、摸、按、压、叩击等以确定疾病部位和分辨寒、热、虚、实的一种诊断方法。

1.按头囟

小儿囟门有前囟与后囟之分。后囟在出生时或出生后6～8周闭合，因此后囟诊断价值不大；而前囟要到12～18个月才闭合，是衡量颅骨发育的指标之一，也是诊断某些疾病的依据之一。

按诊能进一步了解头囟的大小、凹凸紧张的程度，以及头囟和颅缝闭开情况、头颅骨的坚硬程度等。囟门凹陷如坑，称为囟陷，多为脾胃气虚，中气下陷，或阴液耗损，如泄泻脱水时；囟门高突，称为囟填，若十分饱满紧张，多为邪热炽盛，风火痰热上冲，可伴高热、昏迷、抽搐，见于脑炎、脑膜炎。此外前囟过早闭合，头围明显小于同月龄婴儿，可为头小畸形、智力低下；囟门逾期不合，常见于后天失养所致的佝偻病；若头囟过大者，称之为解颅，即脑积水，与先天肾气不足有关。部分患佝偻病的婴儿，颅骨脆薄，按之不坚，并有按乒乓球下陷之感觉，称为乒乓头。

2.按颈腋

按颈腋主要是触摸颈项部及腋下有无结节包块。正常小儿在颈项、枕后、腋下可触及少许绿豆大小结节，活动自如，属小的淋巴结，不为病态。若小儿颈项两侧结节肿大，按之疼痛，伴有高热，多为痰毒蕴结，如急性淋巴结炎。颈部结节肿大，按之不痛，坚硬成串，推之不易移动，多为瘰疬，即淋巴结结核。

3.按胸胁

胸骨高突为“鸡胸”，是脾肾不足所致，为佝偻病主要体征之一；胸骨处下陷如漏斗状，这种骨骼畸形，也是佝偻病所致。脊柱高突、按之不痛，为龟背。心尖搏动处，古书称为虚里，是宗气会聚之处，若搏动太强，或节律不匀，是宗气外泄，病情严重；若动而微弱，触之不甚明显，此为宗气内虚；若搏动过速，伴有喘急，此为宗气不继，症情危重。胸胁触及串珠，两肋外翻，可为佝偻病体征。

4.按腹部

正常小儿在4岁前肝脏能被触及，但4岁以后逐渐缩入肋下，不能触及。若肝、脾大，且有触痛，或质地较硬，均为病态。左肋下按之有块，属脾大；右肋下按之有块，为肝大。按压小儿腹部，必须取得小儿合作，在安静不哭时进行，此时应叫其父母亲陪伴在旁，以减少恐惧心理；若出现哭叫反抗，则应停止检查。当腹部有压痛时，则应从无痛处开始触按，最后才检查痛处，若过早检查痛处，因腹肌收缩，将影响进一步检查。

小儿腹部柔软温和，按之不胀不痛为正常。腹痛喜按，按之痛减，多为虚痛、寒痛；腹痛拒按，按之胀痛加剧，为里实腹痛；脐周腹痛，按之有条索状包块且痛减者，多属蛔虫病；腹胀形瘦，腹部青筋显露，多为疳证；腹部胀满，叩之鼓声，多为气滞腹胀；腹部胀满，叩之有液体波动感，多为腹水。检查腹部时，还须注意观察小儿面部表情，以推测疼痛或不适之处。年龄较大的学龄期儿童，可边按压边询问，也可较快确定痛处。

5.按四肢

按四肢主要按摸四肢冷热及肌肉、关节、皮肤情况。四肢厥冷，多属阳气虚弱或阳气不达；手足心发热，体温正常，为阴虚内热；手足心、手足背发热，体温上升，为外感发热，属实热证；四肢挛急抽动，为惊风之征；一侧或两侧肢体细弱，不能活动，肌弱无力，为小儿麻痹症；暑温证热退之后，出现肢体强直、手足颤动或拘挛，属虚风内动，为后遗症。

6.按皮肤

按皮肤主要了解寒、热、汗的情况。肢冷汗多，为阳气不足；肤热无汗，为热甚所致。皮肤按之凹陷不起，多为脾肾阳虚，水湿泛溢肌肤，见于阴水；按之凹陷，放手即起，多为风水相搏，见于阳水；皮肤干燥而松弛、少弹性，常见于吐泻之后，为气虚液脱之证。

三、闻诊

闻诊是医师运用听觉和嗅觉来诊断疾病的一种方法，包括听声音和嗅气味。

（一）听声音

听声音包括啼哭声、语言声、咳嗽声和呼吸声。

1.啼哭声

啼哭也是小儿的一种语言，当小儿身体不适或有痛楚时就会啼哭。正常小儿哭声，应该洪亮而长，并有眼泪。饥饿、口渴、针刺、虫咬、困睡或尿布潮湿，均能引起婴儿不适而啼哭，当需要得到满足或痛苦解除后，哭声也就停止了。乳儿因饥饿引起的哭声多绵长无力，口做吮乳之状；腹痛引起的啼哭声音尖锐，忽缓忽急，时作时止；若啼哭声尖锐阵作，伴呕吐及果酱样大便，需考虑肠套叠；哭声嘶哑，呼吸不利，多为喉头水肿所致。总之，小儿哭声以洪亮壮厉为实证，哭声微细而弱为虚证。哭声清亮和顺为佳，哭声尖锐或细弱无力为差。

2.语言声

已能讲话的小儿，语言声可作为诊断的参考。正常小儿语言以清晰响亮为佳。语声低弱，为气虚肺弱的表现；呻吟不休，多为身有不适；高声呼叫，常为剧痛所致；谵语狂言，为邪热入营，常见于温热病过程中；语言重浊，常为外感风寒；语声嘶哑，多为咽喉和声带疾病。

3.咳嗽声

咳嗽以声音畅利，痰易咯出为轻。咳声清扬而流清涕，为外感风寒；咳声重浊，痰稠色黄，为外感风热；干咳无痰，多属肺燥或由咽炎所致；咳嗽阵作，并有回声，常为百日咳；咳声嘶哑，如犬吠声，常见于喉炎或白喉。一般情况下，实证咳声高亢，虚证咳声低弱；有痰时咳声重浊，无痰时咳声干涩。

4.呼吸声

正常小儿呼吸均匀平和，快慢适中。由于肺司呼吸、肾主纳气，故呼吸声异常常反映了肺肾的病变。小儿肺脏娇嫩，呼吸系统疾病较多。若呼吸气粗有力，多为外感热证；呼吸急促，喉间哮鸣，为痰邪壅肺，如哮喘证；呼吸急促，气粗鼻翕，每见肺炎喘嗽；呼吸窘迫，面青不咳，常为呼吸道阻塞；呼吸低弱，双吸气如哭泣声，为肺气将绝，如呼吸衰竭。此外，婴儿呼吸不畅，用口呼吸，常为鼻塞或鼻垢阻塞鼻腔，后者湿润后轻轻挑去，即可畅利。

在闻诊时，需掌握声音属性的规律，如声静属寒、声噪属热、声低属虚、声高属实。啼哭除疾病因素外，还应注意排除口渴、饥饿、针刺等非疾病因素引起的啼哭。

(二)嗅气味

嗅气味包括小儿的口中气味、大小便气味、呕吐物气味等。

1.口中气味

口气秽臭，多为胃热所致，或为口疮、牙疳所致；嗳气酸腐，多为伤食；口气腥臭，多见于血证，如齿龈出血；口内腥味，兼吐脓痰带血，常见于肺脓肿；口气如烂苹果味，为酸中毒表现；口有酸臭，为尿毒症。

2.大小便气味

大便臭秽是湿热积滞；酸臭而稀，多为伤食；下利清谷，无明显臭气，为脾肾两虚。小便短赤，气味臊臭，多为湿热下注；小便清长，为脾肾虚寒之证。

以上所列为闻诊中常用的检查项目，此外还应注意对呕吐物、痰液、汗液的观察，并排除食用某些食物引起的特殊气味，以免误辨。

四、问诊

问诊是通过向患儿或其亲属询问患儿病情的一种诊断方法。但婴幼儿言语未通，年龄较大的小儿也往往不能正确诉说病情，家长等人反映的病情也不一定全面，因此对问诊所收集到的材料，必须详加分析，才能应用。问诊的基本内容与成人相似，《景岳全书》中提出的十问同样适用于儿科，此外《医学三字经》中还提出儿科要询问麻疹等传染病史，也很重要。

（一）问寒热

小儿发热一般早晨稍低，午后及夜间较高。发热怕冷无汗，为外感风寒；发热怕风而有汗，为外感风热；持续发热不怕冷，为邪热入里；寒热往来，为邪在半表半里；发热连续、热势鸱张、舌苔厚腻，为湿热内蕴；夏季高热久久不退、无汗多尿，为暑热症；傍晚或午后低热，常伴盗汗，可见于小儿结核病；小儿怕冷、纳呆神疲，多为里寒或阳虚之证。

（二）问汗

白天汗出较多，稍动即出，称为自汗，是气虚卫外不固的表现；若夜间汗出，醒则汗止，称为盗汗，是阴虚或气阴两虚；汗出如油、淋漓不止，是亡阳虚脱，多见于休克；汗出热不解，是热邪由表入里的征象。小儿肌肤嫩薄、腠理不密，易于汗出，入睡之后，阳气升发，常头额部微汗，此不为病态。

（三）问头身

问头身是指询问患儿头身各部位痛痒不适和活动情况，一般较大年龄小儿可主诉头痛、头晕、身痛、发痒等不适，而婴幼儿只能啼哭或抓刨不适部位。头痛、发热恶寒，为外感风寒；头痛、呕吐、高热抽搐，为邪热入营，如流行性乙型脑炎；头部眩晕，一般见于高热、贫血。发热肢体疼痛，常为感冒或风湿病的表现。此外，一些发疹性疾病和皮肤病常有皮肤抓痒，如麻疹、水痘、猩红热、荨麻疹等。

（四）问二便

问二便是指询问患儿大小便的次数、性质、颜色，以及排便、排尿时感觉。大便次数明显增多、质地稀薄，为脾不健运，如泄泻；大便次数增多、赤白黏冻，为湿热内滞，如细菌性痢疾；大便秘结，腹部胀痛，多为内有实热或阴虚津亏；大便排虫，伴有腹痛，多见于肠寄生虫症。小便清长，或夜间遗尿，为肾阳虚亏，下元不固；小便频多，尿时疼痛，为湿热下注，如尿路感染；小便刺痛，滴而不尽，或排出沙石，为泌尿道结石。

（五）问饮食

问饮食指询问纳食和饮水两方面，小儿能按时进食，食量正常而无吐泻，是正常现象。若脘腹胀满、不思乳食，为伤食积滞；腹泻而不思乳食，为脾不健运；少食而便不实、形体消瘦，多见于营养不良（疳证）。渴喜冷饮，则为热证；渴喜热饮或口不渴，则为寒证；频频引饮、口唇干燥，为胃阴不足、津液亏耗。

（六）问胸腹

胸部胀满而频咳，为风邪束肺，如支气管炎；胸部闷窒、哮鸣痰呼，为痰阻肺络，如哮喘；胸痛发热、咳嗽气促，为温邪犯肺，如大叶性肺炎；胸闷心悸、面青气促，为心阳不振、心血瘀滞，见于心力衰竭；腹痛隐隐，以脐周为主，见于蛔虫症；上腹或右胁胀痛、面目俱黄，为湿热黄疸。

（七）问睡眠

正常小儿睡眠以安静为佳，年龄越小，睡眠时间越长。烦躁少睡，盗汗发稀，可见佝偻病；睡中龋齿，多为蛔虫病；夜间睡眠不宁，肛门抓痒，为蛲虫病。嗜睡和昏睡，在温热病均为邪入心包或痰蒙清窍，是病情危重表现。

在儿科问诊时，还要询问个人史、预防接种史、遗传史，以及传染病史。个人史包括询问生产、喂养、发育等。生产史要问清胎次、产次，是否足月、顺产或难产，有否流产，以及接生方式、出生地点、出生状况、孕期母亲健康与营养。喂养史指问婴儿期喂养方式及辅助食品添加情况、断奶时间及断奶后情况，年长儿饮食习惯、食欲、饮食品种等。发育史包括体格和智力发育，对已入学小儿应了解学习情况，推测智力发育情况。

第二节　儿科常用辨证方法

一、八纲辨证

儿科疾病的辨证总纲采用表、里、寒、热、虚、实、阴、阳八纲辨证。

（一）表里证

表里是辨别疾病病位的纲领。一般说来，病在皮毛肌表的属表证，病在脏腑的属里证。表证的病邪浅、病势轻，里证的病邪已深入、病势较重。

1.表证

六淫、疫疠之邪由皮毛、口鼻初犯人体肌表、经络而发生的病证为表证。表证多见于外感疾病的初期，常见发热、恶风、畏寒、头痛、身痛、鼻塞、流涕、喷嚏、咳嗽、舌苔薄白或薄黄、脉浮、指纹浮露。若表证伤于风者，见恶风、鼻塞、有汗；伤于寒者，见畏寒、身痛、无汗；伤于暑者，见恶心、呕吐、心烦、纳减；伤于湿者，见身重困倦、腹泻；伤于燥者，见干咳、痰黏、口干；温疫初起者，见热多寒少、头痛、恶心、呕吐。

外邪犯卫，正气与邪气抗争则发热。肌肤被束，卫阳不宣，则恶风、畏寒、头身疼痛。外邪犯肺，宣发失职，窍道不利，故鼻塞、流涕、喷嚏、咳嗽。舌苔薄、脉浮、指纹浮，为病程短、病位浅、病势轻之象。

2.里证

里证是与表证相对而言的，病位在体内脏腑、气血、骨髓等。常见的症状有壮热不寒、汗出口渴、烦躁，甚则谵语神昏，还有小便黄赤、大便干结、舌苔黄、脉数有力、指纹紫滞。

里证范围很广，若从病因分析，不外外感、内伤两大原因。温热之邪由卫入气之后，正邪于里剧争，因此壮热不寒；热炽阳明则汗出口渴、溲黄便秘；热扰胸膈则烦躁；蒙蔽心包则神昏谵语。若是邪入营血，又有烦躁不寐、出血动血、舌质红绛等症状出现。另有外邪直入于里者，如春温直入营血，见斑疹、谵妄等症状；寒邪直中脾胃，见腹痛、吐泻等症状。

3.表里夹杂证

表证与里证并不是截然区分的，邪在半表半里，或者表里同病，即显示为夹杂证，且不断相互转化。常见的证候群有寒热往来、胸胁苦满、口苦咽干、目眩、心烦喜呕、不欲饮食、脉弦。本证在儿科表现以寒热往来、恶心、呕吐、恶食为主，常见于外感表证不解，渐欲入里，犯及少阳胆经。

（二）寒热证

寒热是辨别疾病性质的纲领。寒证与热证反映了机体阴阳偏盛偏衰的实质，阴盛或阳虚的表现为寒证，阳盛或阴虚的表现为热证。

1.寒证

寒证是感受寒邪或阳虚阴盛，机体的功能活动衰减所表现的证候，多见于疾病初起或久病不愈。常见的症状有面白唇青、畏寒喜暖、肢冷蜷曲、喜偎母怀、痰涎清稀、口淡不渴、小便清长、大便稀溏、舌质淡、苔白滑、脉迟、指纹红。其产生的原因为阳气不足或外寒所伤，周身失于温煦，因此见面白唇青、畏寒喜暖、肢冷蜷缩；阴寒内盛，津液未伤，因此口淡不渴。阳虚不能温化水液，故尿、痰、涕、涎等皆澄澈清冷；阳虚寒湿内生，故大便稀溏、小便清长、舌苔白滑。

2.热证

热证是感受热邪，或阳盛或阴虚，表现为机体的功能活动亢进的证候。常见的症状有面红目赤、发热喜凉、口渴饮冷、烦躁不安、口舌生疮、神昏谵妄、暴吐暴泻或大便秘结、小便短赤、唇舌色红、舌苔黄燥、脉数、指纹紫。

热证可由外感热邪引起，也可因风寒化热、积滞生热、情志化火、阴虚而生内热。阳热偏盛，则发热喜凉；热伤阴津，则口渴尿少；火性炎上，则面红目赤、口舌生疮；热扰心神，则烦躁不安；热陷心包，则神昏谵妄；肠热液亏，则大便秘结；热犯胃肠，则上吐下泻。舌红苔黄为热象，苔少乏津为阴伤，脉数为热迫血行，指纹紫为络脉瘀滞。

3.寒热夹杂证

儿科临床上由于阴阳转化、盛衰的复杂性，即易寒易热，故寒热夹杂证颇为常见。

(1)表里寒热夹杂证：①表寒里热证常见的症状有发热、恶寒、身痛、烦躁、口渴、苔黄。多为小儿素有内热或食积化热，又感风寒所致。②表热里寒证常见的症状有发热、恶风、有汗、口渴、纳呆、腹痛、便溏、尿清。多为小儿平素脾肾阳虚，又感风热所致。

(2)上下寒热夹杂证：①上寒下热证常见的症状有面白唇淡、咳喘痰稀色清、恶寒、口吐清涎、腹满胀痛、便秘、小便频数赤涩。多为小儿肠腑或膀胱积热，又感风寒所致。②上热下寒证常见的症状有发热烦躁、口渴饮冷、小便清长、大便溏泄、腹痛喜暖。多为素体肾阳不足、感受暑热所致。

(3)寒热真假夹杂证：寒热真假证多见于病情危重时，需抓住证候本质，透过表象辨别真假。①真寒假热证常见的症状有身热反欲近衣被、口渴而喜热饮、手足躁扰而神志安静、语言谵妄而声音低微、尿清便溏、舌淡苔白质润、脉大而按之无力。此为阴盛于内、格阳于外的内真寒外假热证。②真热假寒证常见的症状有身虽恶寒却不欲衣被、手足逆冷而胸腹灼热、口渴而喜冷饮、烦躁不安、小便短赤、大便干结、舌质红而干燥无津、脉沉数有力。此为内热壅盛，阳气闭郁，不能达表，产生的阳盛于内、格阴于外的证候。

(三)虚实证

虚实是辨别人体正气强弱和病邪盛衰的纲领。邪气亢盛有余产生的证候为实证，正气虚弱不足产生的证候为虚证，邪盛正虚兼有的证候则为虚实夹杂证。

1.虚证

虚证是人体正气虚弱，导致机体抗邪能力减退，生理功能不足所表现的证候。多见于先天禀赋未充者，也可见后天调养失宜者，还有因久病而正气日渐亏损者。

虚证常见的症状有精神萎靡、面色淡白或萎黄、形体瘦弱、生长发育迟缓、神倦乏力、形寒肢冷、心悸气短、自汗盗汗、小便频数或失禁、大便溏泄或滑脱、舌质淡嫩或舌红少苔、脉象无力、指纹淡。

2.实证

实证是由于邪气亢盛有余，或机体内部有病理产物停留所表现的证候。一般说来，实证不仅表示邪气过盛，而且正气尚未亏损，常处于邪正交争的阶段。实证由于感邪性质的不同、发病的差异、发病部位的区别，导致证候表现复杂多样。

实证常见的症状有发热、烦躁哭闹不安或神昏惊厥、气粗喘促、痰涎壅盛、脘腹胀满且疼痛拒按、小便不利或淋漓涩痛、大便秘结或下利、里急后重、舌苔厚腻、脉象有力、指纹滞。

3.虚实夹杂证

由于临床上邪正演变、转化的复杂性，虚实夹杂证颇为常见。小儿生理特点为脏腑娇嫩、形气未充，患病后有易虚易实的病理特点。临证当注意证候的虚实转化，分清主次，抓住关键病机。

(1)虚实错杂证：邪盛、正虚兼有，谓之虚实错杂。又有表里虚实错杂、上下虚实错杂，以及虚实兼夹等多种证候。临证必须细心分析，分辨各自的轻重缓急。①表虚里实证常见的症状有面色㿠白、唇舌色淡、多汗易感、腹部鼓胀、胁下痞块、二便不利。表实里虚证常见的症状有素体脾虚、食欲缺乏、食而不化、大便溏薄、外感风寒、恶寒发热、头身疼痛、鼻塞流清涕。②上实下虚证常见的症状有恶寒咳嗽、哮鸣气喘、咳吐痰涎、腰酸膝冷、尿清而频、大便溏泻。上虚下实证常见的症状有头晕气短、心悸多汗、喘促无力、腹胀腹痛、大便秘结或下痢脓血。

(2)虚实真假证：虚实证候有时真假疑似难辨，所谓“大实如羸状”“至虚有盛候”，就是指的这类情况。①真实假虚证指病本实证，如热结肠胃，痰食壅滞，大积大聚，致使气血不能畅达，而出现神情默默、身寒肢冷、脉象沉迟等虚证症状。但患儿虽神情默默却语声有力，身寒肢冷却胸腹灼热，脉象沉迟而按之有力，说明此证本质为实证。②真虚假实证指病本虚证，如脾气亏虚，运化无力，而出现腹满、腹胀、腹痛等实证证候。但患儿腹虽胀满但按之不实，有时缓解而非持续不减，腹痛而喜按喜暖，说明证候本质为虚证。

（四）阴阳证

阴阳是辨别疾病性质的总纲领。八纲辨证中的前六纲，可以分别归入阴阳，表、热、实证属于阳证范畴，里、寒、虚证属于阴证范畴，这是从中医学外为阳、内为阴、热为阳、寒为阴、实者为阳、虚者为阴的概念衍生出的阴证、阳证划分方法。此外，就机体阴阳本身的病变，即阴阳的相对平衡遭到破坏所引起的病变，常见为机体阴阳亏虚而导致的阴不制阳、阳不制阴，又产生阴虚阳虚证、亡阴亡阳证。

1.阴证

阴证是机体阳气虚衰、阴寒内盛所出现的证候，以虚寒证为代表。阴证，有因外感寒邪或过食生冷而产生的，更多的则是因先天不足、后天虚损而出现的。其特点为阳虚，相对地引起阴寒偏盛，导致脏腑功能衰减，由此呈现出一派虚寒的证候。

阴证常见的症状有面色苍白或晦暗、身寒肢冷、精神萎靡、气短懒言、口淡不渴、小便清长、大便溏泄、舌质淡、苔白润、脉沉迟无力、指纹沉而淡红。

2.阳证

阳证是机体阳气亢盛，脏腑功能亢进，导致阳亢热盛而出现的证候，以实热证为代表。阳证产生的原因，有外感热邪或风寒化热，有伤于热食、热药，还有各类疾病导致脏腑阳气偏亢。感受外邪者，正邪交争而机体处于亢奋状态；脏腑阳气偏亢者，则阳亢内热蒸盛。阳盛则热，由此产生阳证的一派实热证候。

阳证常见的症状有发热、恶热不恶寒、面红目赤、烦躁多动、哭声响亮、气粗声高、口渴喜冷饮、大便秘结、小便短赤、舌质红、苔黄干、脉数有力、指纹紫滞。

3.阴虚证、阳虚证

阴虚证是由于机体阴液（包括津、血、精、液）不足所表现的症候。常见的症状有形体消瘦、皮肤失润、面色少华、口干咽燥、头晕目眩、舌红少苔、脉细。若阴虚生内热，则见虚烦不安、手足心热、额红盗汗、午后潮热、舌质红绛、脉细数。阴虚证常由热病耗伤阴津，大汗、失血、吐泻而损伤阴液，过用温燥药物、食物劫阴，或内伤虚损阴虚精亏所致。

阳虚证是由于机体阳气不足所表现的症候。常见的症状有面色皖白、神乏无力、少气懒言、畏寒肢冷、蜷卧自汗、口淡乏味、小便清长、大便稀溏、舌质淡胖、舌苔白润、脉迟无力。阳虚证常由先天禀赋不足,外感寒邪、内伤生冷寒凉损伤阳气,或久病迁延不愈脏腑阳气虚衰所致。

4.亡阴证、亡阳证

亡阴证、亡阳证指机体阴液或阳气衰竭所出现的证候。由于阴阳互根,阴竭则阳无所依而随之消亡,阳衰则阴液随之消亡,故亡阴、亡阳证候不是孤立的,只是主次不同而已。

(1)亡阴证是阴液衰竭所表现的证候。常见的症状有大汗淋漓、汗出黏腻、泻下无度或稀薄如水、口干欲饮、虚烦不安、皮肤干燥而失去弹性、囟门或眼眶凹陷、小便短少甚至无尿、舌质红干、脉细数无力。亡阴证常见病因为高热、大汗、大泻、大吐、大出血等导致阴液丢失,或阴亏日久渐至枯竭。

(2)亡阳是阳气衰竭所表现的证候。常见的症状有冷汗淋漓、面色苍白、神萎蜷卧、不哭不语、口淡不渴或喜热饮、手足厥冷、呼吸气微、舌质淡润、脉微欲绝。亡阳证常见于邪盛暴伤阳气、亡阴导致亡阳或阳虚日久发展至亡脱。

二、卫气营血辨证

(一)卫分证

卫分证是温热病邪侵袭肌表,卫气功能失常所表现的证候。常见于外感热病初期的表证阶段,具有病位浅、病情轻的特点。卫分证常见的症状有发热、微恶风寒、舌苔薄白、脉浮数等特点。由于受邪性质不同,临床常见风温表证、暑湿表证及温燥表证。

(1)风温表证:见发热,微恶风寒,鼻塞流涕,咳嗽,头痛,口干微渴,无汗或少汗,咽红或咽喉肿痛,舌边红,苔薄白,脉浮数,指纹淡紫,见于风关。

(2)暑湿表证:见恶寒,发热,无汗,头痛,身重倦怠,脘闷,食欲缺乏或有恶心,呕吐,舌苔薄腻。

(3)温燥表证:见发热,微恶风寒,头痛,少汗,鼻燥咽干,口渴,咳嗽痰少,舌质红,苔薄白而干,脉数。

(二)气分证

气分证是温热病邪内传脏腑,正盛邪实,正邪剧争,阳热亢盛的里热证。多由卫分证不解,邪热内传于气分,或温热病邪直入气分所致。气分病邪留滞三焦,充斥于里,可出现多种证候,其中以气分热盛证、邪热壅肺证、燥结伤阴证最为常见。

(1)气分热盛证:见高热多汗,口渴喜冷饮,烦躁不安,面红目赤,小便短黄,舌质红，苔黄干，脉洪大而数，指纹紫，见于气关。

（2）邪热壅肺证：见身热汗出，烦躁口渴，咳嗽气喘，痰液黄黏，咳吐不爽，或有胸闷胸痛，舌质红，舌苔黄，脉数。

（3）热灼胸膈证：见身热不已，烦躁不安，胸膈灼热，口燥唇焦，口干渴饮，大便秘结，舌质红干，舌苔黄，脉数。

（4）湿热郁蒸证：见身热不扬，发热持续难退，汗出黏滞，身重肢困，胸闷纳呆，口渴而不欲多饮，或有恶心、呕吐、泄泻、目肤发黄，舌质红，苔黄腻，脉濡数，指纹紫滞。

（5）燥结伤阴证：见潮热不解，腹部胀满，大便秘结，口干唇裂，渴欲饮水，舌质干红，舌苔少，脉沉数，指纹沉滞。

（三）营分证

营分证是温热病邪内陷的严重阶段，多是气分病不解内传而致，也有温热病邪由卫分不经气分逆传于营分，甚至不经卫分、气分而直入营分者。

（1）邪入营分证：见身热夜甚，心烦谵语，斑疹隐现，舌红绛无苔，脉细数等。

（2）卫营同病证：见发热，微恶寒，头痛，少汗，口干不渴，心烦不安，斑疹隐现，舌绛无苔，脉细数。

（3）气营两燔证：见壮热不已，口渴烦躁，谵语妄动或见斑疹，舌质红绛，舌体少津，脉洪数。

（4）热伤营阴证：见发热夜甚，心烦不寐，时有谵语，口反不渴，斑疹隐现，舌绛而干，脉细数。

（5）热闭心包证：见肌肤灼热，神昏谵语或昏聩不语，舌謇肢厥，舌质鲜绛或干绛而淡晦。

（四）血分证

血分证是温热病由营分证进一步发展的深重阶段。心主血，肝藏血，故邪热入血分必累及心、肝两脏；因邪热久羁，以致耗伤真阴，故又多及累肾脏。血分证病情深重而复杂，有实有虚，常见证候有血热妄行证、热动肝风证、血热伤阴证、阴虚风动证等。

（1）血热妄行证：见身热躁扰，谵妄昏狂，斑疹显露，吐衄便血，面赤唇红，舌质深绛，脉象细数，指纹紫暗。

（2）热动肝风证：见壮热不已，口干心烦，目赤唇红，项背强直，手足搐搦，舌质红绛，脉象弦数，指纹紫暗。

(3)血热伤阴证:见面赤身热,暮热早凉,手足心热,心烦不寐,口干舌燥,舌绛苔少,脉象虚数,指纹青紫。

(4)阴虚风动证:见身热不甚,稽留起伏,口燥咽干,手足蠕动、痉厥神昏、神倦瘛疭或时时欲脱,舌绛苔少,脉象虚弱或有结代。

三、脏腑辨证

脏腑辨证是应用藏象学说的理论,对患儿的病证表现加以分析、归纳,以辨明病变所在脏腑及所患何证的辨证方法。在儿科临床上,脏腑辨证是杂病辨证的基本方法,即使在外感病辨证中也时常应用,被认为是儿科病辨证中最为重要的辨证方法之一。

(一)肺与大肠病辨证

肺与大肠病常见风寒束肺证、风热犯肺证、痰热壅肺证、痰湿阻肺证、肺气虚弱证、肺阴亏虚证、大肠湿热证及大肠虚寒证等

(1)风寒束肺证:见鼻塞流清涕,喷嚏,咳嗽或气喘,痰稀色白多泡沫,口不渴,或有恶寒发热、头痛身痛,舌苔薄白而润,脉浮紧。

(2)风热犯肺证:见鼻塞流黄涕,咳嗽,咳痰黄稠,不易咳出,甚则气喘鼻翕,常伴发热微恶风寒、口渴欲饮、咽红肿痛、烦躁不安等,舌边尖红,苔薄黄,脉浮数。

(3)痰热壅肺证:见咳嗽气喘,痰液黄稠难咳,甚则咳吐脓血,鼻翼翕动,咽喉肿痛,烦闹不安,大便秘结,小便黄少,舌质红,苔黄或黄腻,脉滑数。

(4)痰湿阻肺证:见咳嗽气喘,痰多色清质稀或有喉中痰鸣,舌质淡,苔白滑,脉滑。

(5)肺气虚弱证:见面白神疲,形寒声怯,咳嗽气短,咳声无力,咳甚气喘,动则加剧,或有自汗出,易于外感,舌质淡,舌苔薄白,脉弱。

(6)肺阴亏虚证:见形体消瘦,潮热盗汗,手足心热,午后颧红,口咽干燥或声音嘶哑,干咳无力,痰少而黏或痰中带血,舌红少津,舌苔少,脉细数。

(7)大肠湿热证:见腹痛,暴注下迫,大便黄浊秽臭,肛门灼热或里急后重,便下黏液脓血,常伴有发热、烦渴,小便黄少,舌质红,苔黄腻,脉滑数。

(8)大肠虚寒证:见大便泄泻,甚至大便失禁或肛门下脱,质稀清冷或便中夹有黏液,经久不愈,腹部隐痛,喜暖喜按,四肢欠温,舌质淡,苔薄白,脉沉细无力。

(二)脾与胃病辨证

脾胃病辨证也分虚实,虚在气、血、阴、阳,实在湿、食、寒、热,而其发病机制

为脾气困遏、运化失健。脾与胃病常见证候有脾气虚证、脾阳虚证、寒湿困脾、湿热蕴脾、胃虚寒证及胃阴虚证等。

(1)脾气虚证:见面色无华,倦怠乏力,食欲缺乏,食后脘腹胀满,大便溏薄、久泻脱肛、便血,常自汗出,舌质淡,苔薄白,脉缓弱。

(2)脾阳虚证:见面色㿠白,形寒肢凉,纳呆食少,脘腹胀痛,喜暖喜按,尿清便溏或水肿尿少,舌质淡,苔薄白,脉沉细或细弱。

(3)寒湿困脾证:见头重身困,泛恶欲吐,脘腹胀闷,不思饮食,口淡不渴,腹痛泄泻或黄疸晦暗,舌体胖,苔白腻,脉濡缓。

(4)湿热蕴脾证:见脘腹痞闷,恶心,呕吐,厌食,口苦腹胀,肢体困倦,肌肤黄疸鲜明,身热,尿黄,便溏,舌质红,苔黄腻,脉濡数。

(5)胃虚寒证:见胃脘隐痛,饮冷加剧,喜暖喜按,食欲缺乏,口淡乏味,泛吐清涎,舌质淡,苔薄白,脉沉弱。

(6)胃阴虚证:见饮多食少,脘痞不舒,隐隐灼痛,口干舌燥,胃脘嘈杂、呃逆干呕,大便干结,舌质红干,舌苔少或无苔,脉细数。

(7)胃热炽盛证:见胃脘灼痛,嘈杂吞酸,渴喜凉饮,纳则胃痛、食入即吐或消谷善饥,口臭齿衄,牙龈肿痛,尿黄便结,舌质红,舌苔黄,脉数有力。

(8)食积胃肠证:见脘腹胀满,疼痛拒按,纳呆厌食,嗳气酸馊,恶心,呕吐,矢气泻下,酸腐臭秽,呕吐、泻下后胀痛稍减,舌苔垢腻,脉滑。

(三)肝与胆病辨证

肝与胆病辨证应以风证为纲,结合虚实、气郁、湿热等进行。肝与胆病常见证候有热盛动风证、肝胆湿热证、肝气郁结证、肝火上炎证等。

(1)热盛动风证:见高热神昏,两目窜视,项背强直,牙关紧闭,手足躁扰或抽搐,舌质红,舌苔黄,脉弦数,指纹青紫。

(2)肝胆湿热证:见身目黄染,口苦胁痛,纳呆,恶心,呕吐,渴不多饮,发热或寒热往来,尿色黄浊,见阴痒湿疹或见睾丸肿痛,舌质红,苔黄腻,脉弦数,指纹紫滞。

(3)肝气郁结证:见抑郁或急躁易怒,胸闷喜叹息,胸胁胀痛或项有瘿瘤、胁下痞块,舌苔薄白,脉弦,指纹滞。

(4)肝火上炎证:见面红睑红,目赤肿痛,头痛易怒,烦躁难寐,口苦咽干,胁痛吐酸、呛咳咯血,小便短赤,大便秘结,舌质红,舌苔黄,脉弦数,指纹紫滞。

(5)肝阴虚证:见头晕耳鸣,面颊红热,两目干涩,视物模糊,咽干口燥,五心烦热,潮热盗汗或手足蠕动,舌红少津,舌苔少或薄黄,脉弦细数,指纹淡红。

(6)肝血虚证:见面白无华,唇指淡白,眩晕耳鸣,两目干涩,视物不清或为夜盲,可伴有肢体麻木、肌肉瞤动、心悸怔忡,舌质淡,舌苔薄,脉细弱,指纹淡白。

(四)心与小肠病辨证

心与小肠病辨证应以虚实为纲,虚在血、气、阴,阳,实在痰、火、瘀、热,亦多虚实夹杂,须注意辨其兼夹证候。心与小肠病常见证候有心气虚证、心血虚证、心阴虚证及心阳虚证等。

(1)心气虚证:见心悸气短或怔忡不安,易惊少寐,多动虚烦,面色淡白,神疲乏力,自汗且动则加重,舌质淡,舌苔白,脉细弱或结代。

(2)心血虚证:见心悸或怔忡,心烦多梦,健忘眩晕,皮肤发黄不泽,面白无华,唇指色淡,舌质淡白,舌苔薄,脉细弱。

(3)心阴虚证:见心悸或怔忡,心烦少寐,潮热或低热,手足心热,多动不宁,盗汗,口咽干燥,舌红少津,舌苔光或薄黄,脉细数。

(4)心阳虚证:见心悸气短,动则加重,易惊健忘,反应迟钝,神疲自汗,面色呆滞,畏冷肢凉或足跗水肿,舌质淡,舌苔白,脉迟弱或结代。

(5)心阳虚衰证:见心悸气短,大汗淋漓,四肢厥冷,呼吸微弱,口唇青紫,神识不清,脉微欲绝等。

(6)心火炽盛证:见烦躁不安,夜啼少寐,面红口渴,甚则狂躁谵语、衄血鲜红,口疮口糜,舌尖红,舌苔薄黄,脉数。

(7)心血瘀阻证:见胸闷不舒,心悸不宁,可伴有胸骨后刺痛,重者疼痛不安,引及肩背臂内,唇指青紫或见肌肤紫癜,出血紫暗,舌质暗红或见瘀斑,苔少而润,脉涩或结代,指纹紫滞。

(8)痰迷心窍证:见精神抑郁,神识呆滞,举止失常,喃喃自语或昏迷痰鸣,舌质淡,苔白腻,脉滑。

(9)痰火扰心证:见面赤气粗,烦躁口渴,多啼少寐,小便短赤,大便秘结,甚者神昏谵语、狂躁妄动、哭笑无常、精神错乱,舌质红,苔黄腻,脉滑数。

(10)小肠虚寒证:见小腹隐痛喜按,得温则减,肠鸣溏泻,小便频数色清,舌质淡,苔薄白,脉细缓。

(11)小肠实热证:见心烦多啼,小便赤涩,尿急尿频或有尿血,面赤唇红,舌质红,舌苔黄,脉滑数。

(五)肾与膀胱病辨证

小儿肾常不足,加之有先天禀赋不足者,故临床小儿肾脏证候,以虚证为主,虚实夹杂证占少数，膀胱病变则以湿热证多见。肾与膀胱病常见证候有肾阴虚证、肾阳虚证、肾虚水泛证及膀胱湿热证等。

(1)肾阴虚证：见头晕目眩，颧红口干，腰膝酸软，五心烦热，低热，盗汗，生长迟缓，尿黄便结，舌质红，舌苔少，脉细数。

(2)肾阳虚证：见形寒肢冷，喜卧嗜睡，神倦乏力，水肿尿少或尿频，尿多色清，夜间遗尿，久泄溏薄、清冷，久喘气短不续，舌质淡，苔薄白，脉沉迟。

(3)肾精不足证：见发育迟缓，身材矮小，骨弱肢柔，鸡胸龟背，囟门迟闭，反应迟钝，智力低下，舌质淡，舌苔少，脉细弱。

(4)肾虚水泛证：见面白无华，精神萎靡，畏寒肢凉，周身水肿，下肢肿甚，按之凹陷难起，心悸气促，小便短少，舌质淡胖，苔白滑，脉沉迟。

(5)膀胱湿热证：见尿频尿急，排尿灼热疼痛，或尿中砂石、尿血癃闭，腰酸腰痛，舌质红，苔黄腻，脉滑数。

(6)膀胱虚寒证：见小便频数量多或尿少不利，尿色清澈或见遗尿，少腹隐痛，喜暖喜按，舌质淡，舌苔白，脉沉迟。

四、气血痰食辨证

气血是组成人体和维持人体生命活动的重要物质，痰食是儿科常见的病理因素。气血痰食辨证，常常作为八纲辨证、脏腑辨证的补充，并与之相配合，用于儿科常见疾病的辨证。

(一)气病辨证

(1)气虚证：常见神疲乏力，声低懒言，气短气怯，纳呆食少，头晕自汗，反复感冒，下利脱肛，舌淡胖嫩，脉弱无力。

(2)气滞证：常见局部胀痛，胀重于痛，胀痛窜动，嗳气或矢气后减轻，指纹滞。

(3)气逆证：常见呛咳气急，喘息哮鸣，嗳气呃逆，恶心，呕吐，甚则吐血衄血，头痛眩晕，脉弦滑。

(二)血病辨证

(1)血虚证：见面色不华，唇舌爪甲色淡，指纹淡。常兼头目眩晕、心悸怔忡、口干肢麻、疲倦乏力、虚烦少寐、毛发萎黄、目花干涩等症状。

(2)血瘀证：见瘀点瘀斑，发斑血肿，面色晦暗，唇及肢端发绀，青筋显露，肌肤甲错，体内癥积包块，痛如针刺，痛有定处，痛而拒按，出现鼻衄、尿血、便血等，肢体麻木或瘫痪，舌质紫，舌下紫络曲张，脉涩或结代，指纹紫滞。

(3)血热证:见各种出血,如吐血、咯血、鼻衄、齿衄、脐血、尿血、便血、斑疹、紫癜等。常伴面赤唇红或有发热,舌质红,脉数。

(三)气血同病辨证

(1)气血两虚证:见面色淡白或萎黄,神疲乏力,少气懒言,头晕目眩,唇指色淡,舌质淡嫩,脉细弱,指纹淡。

(2)气滞血瘀证:见局部胀痛,肿块癥瘕,胁胀脘闷,唇指青紫,舌质紫,脉涩,指纹滞。

(3)气不摄血证:见面淡无华,气短乏力,吐血,便血,紫癜瘀斑,舌质淡,脉弱,指纹淡。

(4)气随血脱证:见出血量多之后,突然面色苍白、冷汗淋漓、气息微弱,甚则晕厥、四肢逆冷,舌质淡,脉细数无力或微细欲绝。

(四)痰病辨证

1.有形之痰

有形之痰常见咳嗽咳出痰液,喉中痰鸣,气粗喘息等症状,包括寒痰证及热痰证。

(1)寒痰证:见形寒肢冷,畏寒喜温,咳痰清稀色白,口不渴,舌质淡,苔白腻。

(2)热痰证:见发热,痰黄,稠黏难咳,烦躁口渴,咽红咽痛,舌质红,苔黄腻。

2.无形之痰

无形之痰常见神志不清或言语无常,迟钝痴呆,突然昏迷,谵语妄动等症状,包括痰火证及痰浊证。

(1)痰火证:见狂躁不宁,嚎叫哭闹,或伴发热,舌质红,舌苔黄。

(2)痰浊证:见木讷迟滞,寡言失语,倦息嗜卧,或有吞咽困难,舌苔白腻。

(五)食滞辨证

小儿脾胃薄弱,又常有饮食、喂养不当,易为乳食所伤,积滞中焦,食而不化,出现食滞证。乳食积滞,总属实邪。伤食之初,多为乳食壅积,积而不消则化热,又有素体脾虚者则虚实夹杂,易积滞难消。

(1)乳食壅积证:伤乳积滞者,脘腹饱胀质软、呕吐乳片、口泛乳酸味、不欲吮乳、大便酸臭;伤食积滞者,脘腹胀满疼痛、嗳气酸馊、呕吐未消化食物、不思进食、烦躁不宁、大便臭秽、便后痛减。舌苔腻,脉滑有力,指纹紫滞。

(2)积滞化热证:见脘腹胀满,面黄恶食,腹部灼热或午后低热,烦躁少寐,夜寐易醒,好动不安,大便秽臭,舌质红,苔黄腻,脉滑数,指纹紫滞。

(3)脾虚夹积证:见面色萎黄,困倦无力,不思乳食,食则饱胀,腹满喜按,大便溏薄或夹乳食残渣,形体瘦弱,舌质淡,苔白腻,脉沉细,指纹淡红。

第三节　儿科常用治疗方法

一、内治法

内治法是儿科疾病治疗的主要方法,是使药物直接进入体内而发挥作用。以往一般采用口服、鼻饲,现在由于科学技术的发展、中药剂型的改革,注射给药及肛门直肠给药成为儿科临床用药新的途径。

中医儿科内治法的基础仍然是辨证论治,根据病因病机及疾病的标本缓急进行立法组方。由于小儿具有独特的生理、病理特点,儿科病机的发展变化及对药物反应的敏感性与成人不同,因此儿科内治法的辨证用药也有其特点和规律,现在将儿科内治用药的原则、用药剂量、给药方法及常用的内治疗法分述如下。

(一)内治原则

1.及时、果敢、准确和审慎

小儿脏腑娇嫩、形气未充,同时又生机蓬勃、生长迅速,因此小儿患病既有容易发病、变化迅速、易寒易热、易虚易实的一面,又有脏气清灵、易趋康复的一面。在治疗时就应辨证精确,及时抓住病机,果断用药,否则就会贻误病机,造成不良后果。为了使治疗准确无误,除及时、果敢之外,用药还必须审慎,从小儿的特点出发,做到攻不伤正、补不碍邪。

2.处方轻灵活泼

这是儿科内治用药的一个重要原则。因为小儿患病之后,变化快,恢复也快,这就要求处方用药能及时、灵活地适应病情变化,轻灵活泼。此外,小儿对药物的反应也较成人灵敏,随拨随应。这些都要求处方用药不可呆滞、不可重坠、不可重实,无论补虚还是攻邪都是如此。

3.用药勿伐生生之气,时时注意顾护脾胃

小儿如草木方萌,气质嫩弱,又生机蓬勃,因此治疗疾病时应注意扶助其生生之气,以有利机体的康复,其中尤以脾胃为重要。诸如大辛大热、大苦大寒、峻猛毒烈之品，皆宜慎用。即使有是证当用是药，也应中病即止或衰其大半而止，不可过剂。对虚弱证使用补法时，要注意不可重滞峻补，以免反碍脾胃生发之气。中药的毒副作用，近十余年来，研究报道较多，受到广泛的关注与重视，在儿科临床上应特别注意。

4.勿多服药，勿乱服药

药物为补偏救弊之品，皆有偏性，所以不要无病服药或长期服药当作保健。小儿生机蓬勃，只要饮食调理得当、护理适宜，身体自然壮实。

总之，小儿用药应根据其自身的生理、病理特点，紧紧把握病机进行治疗，做到攻不伤正、补不碍邪。

(二)给药剂量

小儿内治用药剂量，一般均应小于成人量，常随年龄大小、体重轻重、体质差异、病情轻重缓急及医师用药经验而有所不同。由于小儿服药时多有浪费，故药量可相对稍大些。

用于清热解毒的药物，特别是病情较重时，用量宜大，甚至可用至成人剂量；用于解表发汗或攻里通下的药物，用量则宜慎重，以免汗下过度；用于活血化瘀、温通宣散的药物，用量也宜慎；用于调理性的、补养性的药物，如健脾消食、行气利湿、化痰止咳、补养气血、滋补阴阳等，用量适中即可；对于峻烈有毒的药物，则应严格掌握剂量及用法，以免造成事故。

对于新生儿、婴儿的用药剂量，更应慎重，不可过量。以下为小儿内治用药剂量计算方法可做参考：新生儿用量为成人量的 1/6～1/5，婴儿用量为成人量的 1/3，幼儿用量为成人量的 1/2，幼童用量为成人量的 2/3，学龄期以后小儿即可用接近成人量或成人量。这里的成人量指一般用量，并非指最大量。

(三)给药方法

内治给药方法以往以口服为主，呕吐剧烈、吞咽困难或昏迷状态可用鼻饲给药。目前中药剂型改革的研究使传统的内治给药方法有了新的突破，已被广泛用于儿科临床的有注射给药和肛门直肠给药等。

1.口服法

本法主要用于汤剂、冲剂、浸膏、糖浆、丸剂、片剂、散剂等的给药。

小儿口服给药，首先要做好小儿的说服教育工作，尽量争取让小儿自己吞服。若婴幼儿不能合作，则应采取适当方法喂服，如可固定小儿的头手，用小匙将药液送至口腔舌根部再慢慢倾入，使之自然吞下，切勿捏鼻灌服，以免呛入气管。丸、片、粉末剂的药物宜先用水调成药液再服，可在药液中加入适量白糖调味，但不宜加白糖太多。口服给药宜少量多次，但必须保证每天量全部服用，否则会影响疗效。对于汤剂的煎服，应放入适量的水，使药物有效成分被充分煎煮出来。目前，口服给药仍然是儿科治疗的主要的给药方法。

2.鼻饲给药

用消毒鼻饲管轻轻由鼻腔、食管插入胃中，将药液用针筒吸取徐徐注入鼻饲管内。在进行鼻饲时动作要轻柔、灵巧，主要用于吞咽困难和昏迷患儿。

3.注射给药

根据中药制剂的要求可分别予以肌内注射、静脉注射、静脉滴注等，优点是作用快，对急重症尤为适宜。

(四)内治方法

程钟龄《医学心悟·医门八法》云："论病之原，以内伤、外感四字括之；论病之情，则以寒、热、虚、实、表、里、阴、阳八字统之；而论治病之方，则又以汗、和、下、消、吐、清、温、补八法尽之。"现在所用内治法基本上都是在"八法"的基本上派生出来的。下面介绍的内治法则是儿科临床上较为常用的，这些治法可单独应用，也可联合应用，应根据临床辨证决定。

1.解表法

解表法即解表达邪法，是通过开泄腠理、调和营卫、宣发肺气，以祛邪外出，从表而解的一种方法，也称汗法。解表法主要用于外感表证，一般分辛温解表(治风寒表证)和辛凉解表(治风热表证)两类，实际上治疗暑湿郁表的芳香透邪也是重要的解表法之一。汗法有退热、透疹、消水肿、祛风湿等作用。所以，透疹法、发汗消肿法等儿科常用治法也属解表法的范畴。本法适用于外感表证及具有表证的痈肿、麻疹、风水等病证。

2.泻下法

泻下法是通过荡涤肠胃、行气通便，达到攻逐实积的治法，适用于里热壅结，水饮留聚，以及食积、虫积、瘀血阻滞病证。根据病情轻重缓急、患儿体质强弱，在使用泻下法时，又有寒下、温下、峻下、缓下、润下、逐水、驱虫等不同。

3.和解法

本法也称和法，是运用和解与调和的方药，解除少阳病邪或调和脏腑气血的方法。和解法包括疏肝解郁法、和解少阳法、调和肝脾法、调和肝胃法。和解法的代表方剂包括小柴胡汤、蒿芩清胆汤、四逆散、逍遥散、半夏泻心汤、大柴胡汤等。和法的常用药物有柴胡、青皮、香附、佛手、芍药、枳实、半夏、陈皮等。

和解法最早见于治邪在少阳半表半里、非汗下所宜的张仲景小柴胡汤，后世医家引申其义，把调整脏腑阴阳之偏，如肝脾不和、胃肠不和等的治疗也归于和解法范畴。

4.清热法

本法又称清法，是运用寒凉的药物清解火热证的治法，此法适用于热性病及其他热证。在儿科临床上，造成热证的原因很多，有外感时邪，邪郁肌表或化热入里；有内伤饮食，积滞化热；还有胎毒内蕴，脏腑功能失调等。由于病位不同（如表里、卫气营血、脏腑、三焦等）、药物属性有别（如甘寒、咸寒、苦寒、辛凉等不同），因此清热法甚多。在使用清热法时，又有清散、清降、清泄、清利的区别，清散中又有开散和发散的不同。如凉膈散方中薄荷、连翘辛凉透表以清散，黄芩、栀子苦寒降火以清降，大黄、芒硝清热泻火以清泄。

5.温法

温法又称祛寒法，是通过应用温热性药物以温散寒邪的方法。寒邪有表里之分，表寒应用辛温解表治疗，里寒（包括脏腑经络之寒邪）的治法有温经散寒法、温里散寒法、回阳救逆法。温法的代表方剂包括理中丸、小建中汤、四逆汤、黄芪桂枝五物汤、金匮肾气丸等。使用温法，需注意辨证论治，有其证方用其药，以免过度温热伤及阴液。小儿为稚阴稚阳之体，最易耗气伤阴，因此使用温法需谨慎，有阴伤者慎用。

6.消法

消法的范围很广，广义的消法包括消散癥瘕、痞积、食滞、蓄水、痰核、瘰疬、痈疽、疮肿等多种病症；狭义的消法主要指消食导滞，又称消导法。消法的代表方剂包括保和丸、枳实导滞丸、木香槟榔丸、血府逐瘀汤、通窍活血汤、桃核承气汤等，消法的常用药物有山楂、神曲、莱菔子、鸡内金、川芎、丹参、红花、三棱、莪术等。消痞化积药中有些药较峻烈，小儿当慎用，以防伤正。

7.祛痰（饮）法

痰饮为水湿凝聚而成，是人体的病理产物又是致病因素，无处不到，致病甚为广泛，如咳嗽、癫痫、昏迷、肢体瘫痪及瘰疬、结核等。祛痰（饮）法即是通过化痰、涤痰来消除痰饮这一病理产物及致病因素的治法，常与宣肺、健脾、行气、燥湿、开窍、通络及软坚散结结合运用。

8.祛湿（水）法

祛湿（水）法是指祛除体内水湿停滞的方法，适用于水肿、泄泻、黄疸、痰饮、小便不利等病证。湿有外湿、内湿之分，外湿因感受湿邪所致，内湿由脾胃失调、湿浊内生所致。湿邪为病，无处不到，病证表现广泛而复杂，又常与风、寒、暑、热相合为病，因此治疗又常与疏风、散寒、祛暑、清热相结合。但单独就湿而言，有化湿、利湿、逐水三大法则。

9.祛风法

风有内风、外风之分，祛风法是使外风去除、内风平息的治疗方法。祛除外风法主要有疏风解表法、疏风通络法、祛风止痉法，平息内风法主要是平肝息风法。

10.润燥法

润燥法是应用清润滋阴生津的药物，对燥邪或阴津枯燥病症进行治疗的方法。儿科临床常见的燥证主要有肺津受伤和胃肠津伤，前者宜清肺润燥法，后者宜滋胃润肠法。

11.理气法

理气法是通过运用行气、降逆、升提的药物疏通郁滞，调理气机，来达到治疗气滞、气逆、气陷等病证的方法。

12.调血法

调血法是调整血液不正常运行的方法，即通过活血化瘀和止血的方法来治疗血液瘀滞(血瘀)、血流脉外(出血)等证。

13.补法

补法即补益法，又称补虚法，是通过运用补养扶正的药物治疗气血阴阳不足、脏腑虚损的方法，一般可分补气、补血、补阴、补阳四大类，并宜结合五脏之虚补益五脏。补法常用的药物有人参、黄芪、白术、山药、鹿茸、补骨脂、当归、熟地黄、阿胶、南北沙参、麦冬、枸杞子等。

14.涩法

涩法又称敛法、收涩法、固涩法等，是应用收敛固涩的药物以达到固表敛汗、敛肺止咳、纳气平喘、涩肠止泻、缩尿止遗、回阳固脱等治疗作用的方法。一般来说，涩法多与补法结合应用，因为汗、尿等体液由气血化生，津液散脱、遗漏常因虚所致，或由于大量散脱而造成虚衰，所以往往补涩结合。

15.开窍法

开窍法是运用香窜通窍醒神的药物治疗窍闭神昏证的方法。由于病证有寒闭、热闭的不同，开窍法也有温开、凉开的区别。

16.镇惊安神法

镇惊安神法是运用重镇的金石类药物、介类药物、虫类药物，组成镇惊安神方剂，以治疗惊惕不安、心悸失眠、夜啼夜惊，甚则导致惊风的病证。小儿神情怯弱，易受惊恐，惊悸较成人为多。常用方剂如桂枝龙骨牡蛎汤、安神丸、远志丸、珍珠母丸等，常用药物如龙骨、牡蛎、朱砂、远志、磁石、珍珠母、酸枣仁、柏子仁、蝉蜕、白僵蚕等。金石类药物只宜暂用，不可多服久服，否则可损心伤脾，特别是某些有毒性的药物如朱砂等，宜慎用。

17.驱虫法

驱虫法是驱杀体内寄生虫的方法，常见寄生虫主要有蛔虫、蛲虫、钩虫、绦虫、姜片虫等。杀虫药物对各种寄生虫的杀虫效果不一样，应有所选择，同时在应用驱虫法时还应辨证，针对病情轻重缓急分别选用杀虫、安蛔或逐虫诸法。

18.吐法

吐法是指使用催吐药或其他能引起呕吐的物理刺激，使停痰宿食或毒物随呕吐排出的方法。本法适用于某些急症，如痰涎阻塞咽喉，妨碍呼吸；食物停滞胃脘，胀满疼痛；误食毒物时间不久，尚在胃部等。除常用的瓜蒂散外，盐汤探吐也不失为简便效捷的催吐方法。本法应用时实证用瓜蒂、藜芦、胆矾等药物，虚证用参芦饮。

二、外治法

（一）推拿疗法

1.概述

小儿推拿是一种通过运用特定的手法，刺激某些穴位或部位，调节改善小儿自身功能，进而达到治疗疾病的治疗方法，是中医推拿疗法重要的组成部分，又称小儿按摩。此法具有操作方法简单，疗效明显，无显著痛苦，在正确应用的前提下无不良反应，患儿依从性好等特点。

2.适应证

小儿推拿疗法适应证广泛，儿科的大部分病症都可应用。尤以消化、呼吸及神经系统的功能性疾病疗效最为显著。

3.介质

介质是小儿推拿治疗过程中常用到的一类物质，主要有润滑或增强手法治疗作用的功效，以保证在推拿运用手法时不损伤患儿皮肤。一般凡是会产生摩擦作用的手法都需要应用，目前比较常用的介质如下。

（1）滑石粉、爽身粉、痱子粉等。

（2）葱姜水：用大葱的葱白及生姜切片煮水，取汁备用。

(3)针对疾病的介质:它是由针对某种疾病的治疗药物配制而成的,呈膏体状,既可以起到润滑作用,也可以起到针对疾病进行外用治疗的作用。

4.禁忌证

应用小儿推拿疗法治疗疾病时出现以下情况应加以注意。

(1)皮肤如果有破损处,如烧伤、烫伤、擦伤、裂伤及生有疮疖等,其破损的部位不宜推拿。

(2)各种恶性肿瘤,严重的心、肝、肺、肾病症等应慎用推拿。

(3)某些感染性疾病,如蜂窝织炎、骨结核、骨髓炎、丹毒等,局部不宜推拿。

(4)骨折早期、脱位等病症,局部不宜推拿。

(5)对危重患儿应在积极应用其他治疗方法的同时,进行推拿治疗。

(6)对一些急腹症等疾病,不能简单地以为是功能性腹痛加以治疗,以免贻误病情。

5.推拿手法

小儿推拿手法是小儿推拿的两大基本要素之一,掌握正确的手法进行操作及合理的应用手法是保证治疗效果的重要因素。小儿推拿手法在操作时主要强调轻快柔和,平稳着实。轻是指操作力度轻;快是指操作频率快;柔和是指操作手法不可生硬、呆板,应柔和舒适;平稳是指操作时用力的大小和速度的快慢应保持平稳,不可忽快忽慢;着实即轻而不浮之意。

(1)推法。①直推法:用拇指桡侧缘、指面,或示指、中指指面贴在穴位上,做由此到彼的单方向直线移动的方法。②旋推法:用拇指指面贴在穴位上,做顺时针方向的环旋移动的方法。③分推法:用拇指桡侧缘或指面,或示指、中指指面由穴位中央向两侧做分向推动或做“∧”形推动的方法。④合推法:与分推相反,即由穴位两端向中央合拢推动的方法。推法主要用在线状或面状穴位上,操作力度较轻,一般以不带动皮下组织或微带动皮下组织为宜,推动时要有节律,用力要均匀、柔和。操作时需要应用介质。

(2)揉法:用中指或拇指指端、掌根、大鱼际吸定于穴位,通过腕关节回旋活动,或以腕关节和掌指关节活动为主,带动前臂做顺时针或逆时针方向旋转活动的方法。指揉法多用在点状穴位上,且常和按法、掐法合用。掌揉法和大鱼际揉法多用在面状穴位及部位上,特别是脘腹和头面部。揉法操作时,压力要轻柔而均匀,动作要有节律。吸定处不要离开接触的皮肤,不要在皮肤上摩擦,要使该处皮下筋脉随着揉动而滑动,所用力度较推法稍大。

(3)掐法:手握空拳,用拇指甲垂直用力重刺穴位的方法。掐法刺激量较大,拇指甲应逐渐用力,垂直刺激穴位。一般应用掐法后多继以揉法以缓解不适。掐法多在急救时和某些慢性疾病时应用。

(4)按法:用拇指或中指指端或掌心置于一定的穴位上,向下逐渐用力按压的方法。指按法多用在点状穴位上,掌按法多用在面状穴位或部位上,指按后多继以揉法,或按揉复合应用,形成按揉复合手法。

(5)摩法:用示指、中指、环指及小指指面或掌心贴在穴位上做顺时针或逆时针方向的环旋抚摩动作的方法。摩法主要用在面状穴位和部位上,用力要柔和自然,速度要均匀协调,压力大小适当。操作时需要应用介质。

(6)捏法:有2种操作方法,①将双手示指屈曲,用示指桡侧缘顶住皮肤,拇指前按,两指同时用力捏拿皮肤,双手交替捻动向前。②用拇指桡侧顶住皮肤,示指、中指前按,三指同时用力捏拿皮肤,双手交替捻动向前。捏法主要用在脊柱穴上,捻动向前时,双手要交替使用,不可间断,直线前进不可歪斜,捏脊的方向应由下向上。捏脊具体操作时双手每交替三下即同时捏住皮肤向上提一下,称捏三提一。捏脊的力度以能捏住捻动,不应过分用力,以免患儿疼痛。

(7)运法:用拇指或中指指面贴在穴位上,由此往彼或弧形摩擦移动的方法。运法多用在点状及面状穴位上。运法宜轻不宜重、宜缓不宜急,操作时需应用介质。

(8)捣法:用中指中节有节律的叩击穴位的方法。捣法主要用在小天心穴上,捣击时穴位应准确,用力要均匀一致。

(9)搓法:用双手掌挟住患儿肢体或其他部位,相对用力快速搓动的方法。搓法主要用于四肢部,用双手掌做快速摩擦移动。

(10)擦法:用手掌面、掌侧、大鱼际或小鱼际,贴在体表一定部位或穴位上做来回快速摩擦的方法。擦法着力部分要紧贴皮肤,但不要硬用压力,以免把患处皮肤擦破。

6.常用治疗方法

小儿推拿手法及穴位组合后具有疏风解表、理气补益等功效,可以发挥汗、吐、下、和、温、清、消、补的作用。

(1)疏散风寒法:常用于感冒风寒证。常用手法有开天门(推攒竹)、推坎宫(推眉弓)、运太阳(揉太阳)、运(揉)耳后高骨、黄蜂入洞、按揉风池、揉迎香、推三关、拿肩井、掐揉二扇门、凤凰展翅、擦上背部膀胱经透热等。

(2)疏散风热法:常用于感冒风热证。常用手法有清天河水、推太阳、清肺经、挤捏大椎、揉大椎、揉曲池、揉外关、揉合谷、推脊、擦上背部膀胱经温热等。

(3)清热法:常用于脏腑内热证。常用手法有清肝经、清心经、清脾经、清肾经、清大肠、清小肠、清胃经、清天河水、取天河水、引水上天河、退六腑、掐揉小天心、掐揉内劳宫、清板门、打马过天河、水底捞明月、推小横纹、揉掌小横纹、掐四横纹、推脊、揉肾纹、推涌泉、掐十王、掐商阳、掐关冲、揉曲池、掐乾位、苍龙摆尾、运土入水、飞金走气。

(4)补益法:常用于脏腑虚弱证。常用手法有补脾经、补肺经、补肾经、推三关、补心经、补大肠、补小肠、揉二人上马、揉丹田、揉肾俞、摩腹(逆时针)、揉肚脐(逆时针)、捏脊、揉中脘、揉气海、揉足三里、揉肺俞、揉脾俞、揉胃俞、运水入土、丹凤摇尾、天门入虎口。

(5)温阳散寒法:常用于虚寒证。常用手法有揉一窝风、揉外劳宫、推三关、摩中脘、摩肚脐(补)、揉丹田、揉关元、掐揉二扇门、补肾经、按脾俞、按揉阳关、按揉肾俞等。

(6)消导法:常用于食积。常用手法有揉板门(运板门)、顺运内八卦、清补脾经、摩中脘、分手阴阳、分腹阴阳、揉天枢、掐揉四横纹、揉足三里、揉脾俞、揉胃俞、猿猴摘果、运水入土、老汉扳缯、天门入虎口、乌龙摆尾、双龙摆尾、清大肠、向下推按后承山、揉摩肚脐(泻)、推下七节骨、揉龟尾。

(7)止泻法:常用于腹泻病。常用手法有推上七节骨、补大肠、板门推向横纹、运土入水、掐中指头第一节内纹、向上推按后承山、揉左端正、揉龟尾、捏脊、揉脐及龟尾并擦七节骨、摩肚脐、揉天枢、拿肚角、揉足三里、右揉涌泉、右转揉仆参。

(8)通便法:常用于便秘。常用手法有清大肠、按揉膊阳池、向下推按后承山、摩揉肚脐(泻)、摩揉腹(泻)、推下七节骨、揉龟尾、苍龙摆尾、搓摩胁肋、运手背八穴(外八卦)等。

(9)止痛法:常用于腹痛。常用手法有揉一窝风、掐四横纹、拿肚角、按中脘、按足三里、按脾俞、按胃俞、摩腹、捏脊、拿后承山等。

(10)止吐法:常用于呕吐。常用手法有推天柱骨、横纹推向板门、分腹阴阳、掐揉右端正、推下中脘、揉按天突、掐拇腮、按弦走搓摩、左揉涌泉、逆运内八卦、清胃经等。

(11)通利法:常用于小便不利。常用手法有推箕门、清小肠、摩揉按丹田、揉小天心、清肾经、揉三阴交、揉膊阳池等。

(12)止咳化痰平喘法:常用于咳嗽、气喘等。常用手法有推揉膻中、揉乳根、揉乳旁、揉肺俞、清肺经、掐揉五指节、顺运内八卦、揉按天突、挤捏天突、掐皮罢、按弦走搓摩、揉掌小横纹、推小横纹、开璇玑、推八道、合推大横纹、分推肩胛骨、飞经走气、推抹桥弓、赤凤点头等。

(13)理气法:常用于气机郁滞。常用手法有顺运内八卦、顺时针摩腹、推揉膻中、搓摩胁肋、揉足三里、开璇玑、开阑门、摩揉中脘、揉脾俞、揉胃俞、擦胸背法。

(14)镇惊安神法:常用于夜啼。常用手法有捣揉小天心、掐揉五指节、清肝经、开天门、猿猴摘果、二龙戏珠、按揉百会、推坎宫、掐山根、掐按印堂、揉囟门、清心经等。

(15)醒神开窍法:常用于惊风等。常用手法有掐人中、掐十王、掐老龙、掐精宁、掐威灵、按合谷、掐山根、拿仆参、掐甘载、掐少商、掐中冲、掐承浆、按牙关、拿百虫窝、按拿委中、拿前承山、拿后承山、拿曲池等。

(16)通窍法:常用于鼻塞等。常用手法有揉迎香、黄蜂入洞、推囟门、摩囟门、揉准头、拿风池、清肺经。

(17)止汗法:常用于汗证。常用手法有揉肾顶、运太阳(向眼前方向)、补肺经、补肾经等。

7.手法运用及时间

对小儿实施推拿治疗要掌握好推拿的时间、次数、强度等规律,一般根据年龄、体质、病情虚实来决定推拿的时间、次数和强度。若以 1 岁为标准,每穴推 2 分钟左右(强刺激手法除外),每个主穴推 300 次左右。小于 1 岁或体质较弱者,推拿的时间可适当缩短,次数可适当减少。>1 岁或体质强壮者,时间适当延长,推次适当增加。年龄小、体质弱、病证属虚者,手法宜轻。年龄较大、体质强、属实者,手法可加重。

8.善后处理

(1)操作完毕后,要将患儿的汗液擦干,防止感冒。

(2)医师若用力过度,可能造成患儿皮下出血。少量皮下出血可不予特殊处理,让其自行吸收。血较多者,可给服适量活血疗伤药物。

9.注意事项

小儿推拿在施术时有以下几点注意事项。

(1)医师应修剪指甲,长短适度,以免操作时损伤患儿皮肤。

(2)医师应保持两手清洁,并使双手温度适当,尤其是在寒冷的季节,医师的双手要保持一定的温度才可以为患儿推拿,否则可能引起患儿的不适,进而拒绝接受治疗。

(3)医师要耐心、细心操作,操作手法应严格按照要求完成,所操作的穴位一定要定位准确,不能应付了事,否则会影响疗效。

(4)治疗室内要保持一定的温度,不可过凉或过热,空气要新鲜。

(5)治疗时要尽量保持患儿安静,在利于手法操作的前提下应让患儿体位尽可能舒适。

(6)初学推拿者,可能对穴位、手法等掌握得不是十分准确,可以通过相应的增加操作次数或操作时间来弥补,以保证疗效。

(二)贴敷疗法

1.概述

贴敷疗法是将药物制成软膏、药饼,或研粉撒于普通膏药上,敷贴于局部的一种外治法。

2.贴敷原理

小儿的生理特点为腠理疏松,藩篱不蔽,提示小儿肌肤薄弱,所敷药物更易于被机体吸收;又因小儿为纯阳之体,刺激其经络腧穴,更易激发其经气,鼓舞气血津液的运行,从而达到祛邪扶正的功效;“可与内治并行,而能补内治之不及”,对许多沉疴痼疾常能取得意想不到的显著功效。而且,对患有一些慢性疾病需多次反复用药者,或因吐泻不能口服者,免除了小儿内服中药的困难,易于被患儿接受;且不经胃肠给药,无损伤脾胃之弊。所以,贴敷疗法在儿科广泛应用。

3.适应证

(1)敷脐疗法:汗证、腹泻、便秘、遗尿等。

(2)穴位贴敷:咳嗽、汗证、口疮,遗尿等。

(3)冬病夏治三伏贴:反复呼吸道感染、鼻炎、咳嗽、哮喘等。

(4)敷背疗法:肺炎恢复期、支气管炎恢复期、慢性咳嗽等。

4.禁忌证

(1)皮肤对贴敷药物极度敏感者。

(2)特殊体质极易发生皮肤过敏、有接触性皮炎等皮肤病者、对胶布过敏者慎用。

(3)贴敷穴位部位皮肤有破损的,都不适宜贴敷。

5.操作方法

(1)穴位及药物选择:贴敷的适应证较多,疾病不同,所用的穴位与药物也不同。临床治疗时,需要根据不同的疾病,对穴位及药物进行选择。

(2)贴敷方法。①穴位贴敷:将药粉用黄酒调好,直径 2 cm,厚 2 mm,置于无纺布防过敏胶贴正中,贴于穴位上。②敷脐疗法、冬病夏治三伏贴:贴敷方法与穴位贴敷相同。③敷背疗法:首先根据患儿背部面积大小,剪出保鲜膜大小;然后将药粉与蒜泥混匀,加入少量凉白开水,搅拌成半固体状,涂于保鲜膜上;最后将药物涂层直接覆盖于患儿脊柱两侧背部。

6.注意事项

(1)发热期间不能贴敷。

(2)6 个月以下婴儿不建议进行贴敷疗法;1 岁以下的宝宝不建议进行三九贴敷;3 岁以下小儿不建议进行敷背贴敷。

(3)贴敷后不要进行剧烈运动,以免药物脱落;不要受寒着凉。

7.不良反应处理

(1)贴敷后局部皮肤微红或轻度瘙痒均为正常反应,不影响疗效。

(2)如果贴敷后皮肤局部出现刺痒难忍、灼热、疼痛感觉时,应立即取下药膏,可以涂以炉甘石洗剂。禁止抓挠,不宜擅自涂抹药物,一般可自行痊愈。如出现水疱,小水疱一般不需特殊处理;若是大水疱,须及时进行处理。

(三)拔罐疗法

1.概述

拔罐疗法是以罐为工具,通过燃烧罐内空气,造成负压,使之吸附于体表特定部位(患处、穴位),产生广泛刺激,形成局部充血或淤血现象,而达到防病治病的一种外治法。根据中医的寒、热、虚、实辨证,选择一些经络所过或经气聚集的部位。因拔罐不像针灸那样对穴位定位要求十分准确,主要是点、线、面结合的问题,因此操作简单、疗效好、治疗范围广泛。

2.原理

中医认为拔罐疗法具有温经通络、行气活血、营卫运行、祛风散寒、舒筋止痛等作用,现代研究发现拔罐疗法具有行气活血、兴奋神经、疏通经脉的作用。通过排气造成罐内的负压,从而使罐缘能够附着于皮肤的表面,并牵拉肌肉、血管、神经及皮下的腺体,从而起到改善局部血液循环的作用;另外可以使机体局部迅速充血,细小的毛细血管可发生破裂,使得血管壁的通透性增强,同时增加了细胞的吞噬能力,增强了机体的免疫能力。

3.适应证

在临床上拔罐疗法适用范围较广泛,主要适用于小儿呼吸系统、消化系统疾病,如肺炎喘嗽、哮喘、咳嗽、小儿厌食症及小儿腹泻病等。

4.禁忌证

高热惊厥、水肿、出血、严重消瘦、皮肤出现变态反应、皮肤感染、凝血机制障碍的小儿，禁用拔罐疗法。另外，慎用于过度紧张、恐惧等不能耐受拔罐疗法的小儿。

5.操作方法

由于小儿皮肤娇嫩，不能承受很大的吸力，加之恐惧心理，所以小儿拔罐疗法以闪罐和留罐为主。

(1)留罐法：是拔罐法中最常见的一种方法。拔罐后将罐留置一定时间，一般为10～15分钟。拔罐的力度要适当，根据年龄、肌肉的厚薄及小儿的承受能力，选择适度的力量及留罐的时间。留罐时间不宜过长，以免损伤皮肤。

(2)闪罐法：是将罐吸上后立即拔下，如此反复吸拔多次，至皮肤潮红充血或淤血的一种拔罐方法。使用本法一般选择小罐。

(3)起罐法：起罐时用一手拿住火罐，另一手拇指或示指按压罐边皮肤，使空气进入罐内，火罐可自行脱落，切不可用力硬拔，以免引起患儿疼痛及损伤皮肤。

6.注意事项

(1)严格掌握拔罐疗法的适应证及禁忌证。

(2)拔罐疗法在应用前要检查罐具，要求罐口光滑、平整、无破损。

(3)注意罐的清洁，一般每使用1次后应对罐具进行1次清洗，以防止交叉感染。

(4)拔罐时，患儿暴露的部位应注意保暖。另外，家长应在患儿身边鼓励患儿，消除其恐惧，减少其不适感。

(5)要根据所拔部位的面积及小儿年龄而选择大小适宜的罐具。操作时必须熟练、迅速，才能使罐拔紧、吸附有力，做到轻、快、稳、准。

(6)拔火罐时，应将火伸进罐内，切勿烧灼罐口。注意火要远离患儿身体，另外要注意棉球所吸酒精量适中，挤出过量酒精，以免灼伤或烫伤患儿皮肤。若烫伤或留罐时间太长导致皮肤起水疱，小的水疱无须特殊处理，仅敷以消毒纱布，保持皮肤干燥清洁，防止擦破即可；水疱较大时，需用消毒针将水放出，然后用消毒纱布包敷以防感染。

(7)拔罐后不宜立即洗澡，注意保暖。因为拔罐后皮肤处于被伤害的状态中，非常脆弱，洗澡容易导致皮肤破损、发炎。另外，拔罐后皮肤毛细血管处于扩张状态，易感外邪，加重病情。小儿一般在拔罐24小时内禁止洗澡。

(四)熏洗疗法

1.概述

熏洗疗法是在中医学基本理论指导下,利用药物煎汤,趁热在皮肤或患处进行熏蒸、淋洗的治疗方法,属于中医外治法之一。

2.原理

借助热力,通过皮肤、黏膜,使药物作用于机体,促使腠理开通、脉络调和、气血顺畅,从而达到防治疾病的目的。结合现代医学实验,熏洗时的温热刺激能改善局部的血液和淋巴循环,活跃网状内皮系统的吞噬功能,并借助中药的特定作用抑制或杀灭病原菌,从而达到治疗效果。

3.适应证

熏洗疗法主要治疗肛肠、骨伤、皮肤、五官疾病,在儿科常用于外感发热、脑性瘫痪、脱肛、痒疹、汗证、紫癜、鞘膜积液等疾病的治疗。

4.常用器具

桶或盆(木质、陶瓷、塑料等)、热水、小凳、毛巾、布单。目前还有智能型熏洗床、熏洗桶、中药汽浴器等。

5.分类

熏洗疗法分为全身熏洗法和局部熏洗法(如手、足、眼熏洗和坐浴法)。外感发热及其他全身性疾病,采用全身熏洗的方式;局部疾病根据患儿病情,选择相应的熏洗部位。

6.操作步骤

将容器内的中药熏洗液兑入温开水,调整水温至合适温度,以不烫伤患儿皮肤为度,进行全身或局部的先熏后浴。熏时将患处以布单包裹,使热与蒸汽不宜外泄,待水温降至 37～40 ℃,将患儿或患处置于熏洗液中浸浴或淋洗。熏洗完毕,干毛巾及时擦干患儿或患处。每次熏洗 10～30 分钟,每天熏洗 1～3 次。

7.注意事项

(1)熏洗前做好沟通和解释工作,消除患儿的紧张情绪。

(2)控制室内温度和相对湿度,注意保暖,防止受寒。

(3)熏洗前排空大小便,饭前、饭后半小时内及临睡前不宜进行全身熏洗。

(4)熏洗温度应适宜,防止烫伤皮肤。

(5)熏洗过程中注意观察患儿神志、面色、体温、呼吸、出汗情况,如有异常,及时终止熏洗治疗,并进行相应处理。

(6)熏洗治疗后,患儿多饮温开水,防止出汗过多导致虚脱。

(7)对熏洗液成分过敏者慎用或禁用熏洗疗法,过敏性哮喘患儿禁用香包熏洗。

(五)中药冷敷技术

1.概述

中药冷敷技术又称中药冷敷疗法,是指将配伍处方中药物的某一剂型(如水煎剂、散剂、酊剂、洗剂等)经低温处理后,直接或间接敷于机体表面或患处的一种外用疗法。

2.原理

该技术采用药物经皮渗透原理,使中药在低温环境中通过化学刺激和冷刺激作用于局部和整个机体,以达到降温、散热、止血、止痛、消炎、退肿的目的。西医认为,冷刺激可以减慢神经传导速率、降低神经终板兴奋、提高疼痛阈值,可以收缩周围血管、减少局部血流量、降低毛细血管通透性、抑制炎性细胞浸润和炎性介质释放,起到止血、消肿、消炎的效果,另外能够促进受损细胞修复、降低自由基释放、促进炎症吸收。中医治则中强调热者寒之,即针对热证疾病或热性体质患儿施用寒凉药物或寒凉方法,以达到清热解毒、凉血止痛等功效。

3.操作步骤

(1)冷敷贴使用:沿缺口撕开包装袋,取出贴剂,揭开防黏膜,将凝胶面紧贴于需冷敷部位皮肤,轻轻按压,也可根据需要剪成相应大小使用。

(2)纱布使用:将中药放在砂锅内,加水煎汤,过滤去渣冷却后,放冰箱冷藏室保存,用时用 7~8 层消毒纱布或干净毛巾,浸取药液,微挤压,以不滴水为度,外敷患处,并及时更换,以保持患处的纱布层或毛巾保持在 8~15 ℃的低温。

(3)中药袋使用:将中药研碎,缝于布袋内,隔水蒸 30 分钟后冷却,放于冰箱冷藏室冷藏保存,用时取出置于患处,每次冷敷 15~30 分钟,冷敷完毕后,用毛巾将冷敷部位皮肤擦干。

4.注意事项

(1)单次冷敷时间不宜过长,每次 20~30 分钟为宜。

(2)如使用冰袋冷敷,不要直接让冰直接和皮肤接触,可用毛巾包裹后使用。

(3)适时观察患儿皮肤变化,特别是皮下脂肪较少者,建议每隔 15 分钟观察一次,并询问患儿局部感受。

(4)对于长时间冷敷造成患处冻伤者,如皮肤苍白、发灰、青紫、出现水疱等,表示发生静脉血淤积,应立刻停止冷敷,必要时到医院就诊。

(5)对于眼部冷敷,冷敷用具一定要严格消毒使用,以防止污染。

(6)冷敷完毕后,注意保持局部干燥,注意保温。

(六)灌肠疗法

1.概述

灌肠疗法属于中医内病外治法之一,是在中医学基础理论指导下,将中药药液由肛门灌入直肠和结肠,使药液保留在肠道内,通过局部和全身作用治疗疾病的一种方法。

2.原理

中医认为大肠具有传化糟粕、吸收部分水液的功能,其络脉络肺,与肺相表里,药物自大肠吸收至体内,通过经脉复归于肺,肺朝百脉,宣发肃降,将药物输布于五脏六腑、四肢百骸,从而达到整体治疗作用;若病变部位在肠腑,灌肠疗法可使药物直达病所,充分发挥局部疗效。

3.适应证

灌肠疗法在儿科常用于外感发热、肺炎、泄泻、痢疾、便秘等常见病,高热惊厥、乙型脑炎、肠套叠等危急重症,以及肾衰竭、婴儿肝炎综合征等疑难杂证的治疗。

4.灌肠方法

灌肠疗法主要分为直肠注入法、直肠滴注法。通过注射器将药液直接经肛管注入肠道内,称为直肠注入法,适用于暴病实证、短期用药、给药频次少、耐受力强或哭闹好动的小儿。通过灌肠器将药液滴入肠道内,称为直肠滴注法,适用于久病体虚、耐受力差、需反复多次用药的小儿。

5.操作前准备

(1)准备好中单、消毒纱布、医用手套、润滑油、灌肠器、水温计、量杯等灌肠用品。

(2)创造安静舒适的灌肠环境,避风保暖、光线充足,较大的患儿注意保护其隐私部位。

(3)灌肠前 30 分钟排空大小便。

(4)药温 36～41 ℃,虚寒证药温偏高,湿热证药温偏低,一般药液温度以接近肠腔温度,患儿感觉舒适为宜。每次药液量 1～2 mL/kg,每次≤100 mL。

6.操作步骤

(1)体位:患儿一般采取左侧卧位或俯卧位,婴幼儿可采用仰卧位。

(2)插管:连接好排气装置后戴手套,润滑肛管,操作者左手分开患儿两臀,露出肛门,右手将涂有润滑剂的肛管一端轻轻旋转插入直肠,婴儿 2.5～4.0 cm,

幼儿 5.0～7.5 cm。如果肛管插入深度 10～20 cm，会越过直肠到达乙状结肠，可延长药液保留时间；当由于患儿肛门括约肌收缩等原因致肛管难以插入时，可用指腹按摩肛周，待患儿放松后再将肛管缓缓插入。

(3)灌肠速度：4～6 mL/min，胶布固定肛管于臀部。

(4)拔管：注射完毕，留置肛管 3 分钟后轻轻拔出，用卫生纸轻按肛门，或将肛周皮肤、肌肉向肛门处捏紧，保持灌肠体位 15～30 分钟。患儿午睡前或夜间睡前进行灌肠，可延长药液保留时间。

7.注意事项

(1)灌肠前做好医患沟通和解释工作，消除患儿及家属的陌生感和紧张情绪。

(2)了解患儿年龄、主要病史，以选择灌肠药液的种类、液量及温度。

(3)对于不合作的患儿，可分散其注意力。

(4)插管动作轻柔，插管深度、灌肠速度适宜，以免损伤肠道黏膜。

(5)灌肠过程中密切观察患儿面色、呼吸、脉搏、体温、末梢循环、有无腹痛等，如发现异常情况，停止灌肠，立即采取急救措施或留观。

(6)灌肠结束，温水清洗肛周，保持局部皮肤清洁干燥。

(7)严格消毒隔离，避免交叉感染。

(8)灌肠前准备常规抢救和抗变态反应的药物，以备不时之需。

(9)脱水、电解质紊乱、严重腹泻、消化道出血、急腹症(疑有肠坏死或穿孔)，以及严重心血管疾病如心力衰竭、严重心律失常、心肌梗死等危急重症者禁用灌肠疗法。

(七)耳穴疗法

1.概述

耳穴疗法是用胶布将药豆准确地粘贴于耳穴处，给予适度的揉、按、捏、压，使其产生麻、胀、痛等刺激感应，以诊治疾病的一种方法。耳部与人体各部存在着一定的生理联系，刺激耳部穴位可以防治疾病。

2.原理

根据中医传统脏腑经络理论，手足三阳经都联系耳部，阴经则通过经别合于阳经而与耳部相通，耳部与全身经络的联系是相当密切的。同时，根据现代医学理论，耳部有丰富的神经、血管、淋巴，对其进行刺激可对各内脏和各种感觉功能的调节有较好的疗效。

3.适应证

耳穴疗法在儿科常用于哮喘、遗尿、积滞、功能性腹痛、夜啼、抽动障碍、注意缺陷多动障碍、偏头痛等疾病的治疗。

4.穴位选择

(1)根据病变部位选穴:根据人体的患病部位,在耳部的相应部位取穴,如胃病选胃穴,肩关节痛选肩穴,肺病选肺穴等。这种取穴方法是最常见的取穴方法。

(2)根据脏腑病症选穴:根据传统中医脏腑学说的理论,按照各脏腑生理功能的表现进行辨证取穴,如胃病取胃穴、肺病取肺穴、肾病取肾穴等;也可按脏腑所主所属部位的相关病变,选取相关脏腑之耳穴,如"肺主皮毛",因此可选肺穴治疗各种皮肤疾病,又因"肾开窍于耳",所以耳鸣可选肾穴等。

(3)按照西医学理论取穴:耳穴中很多穴位是根据现代医学理论命名的,如交感、肾上腺、皮质下等,因此凡因某一功能发生病变可取某一耳穴治疗,如胃肠疾病与自主神经系统有关,可取交感穴;又可取肾上腺治疗变态反应、风湿疾病等。

(4)根据临床经验选穴:是临床医师在实践中发现某穴位对某病的治疗有较好的疗效,多为其临床反复实践所得,如胃痛取腕穴、目赤肿痛用耳尖穴等。

5.操作步骤

(1)备齐所需物品,与患儿做好解释,取合理体位,患儿多取坐位或卧位。

(2)核对穴位后,常规消毒。

(3)用王不留行籽或莱籽等物在相应穴位按压,并用小块方形胶布黏附,留埋期间嘱咐患儿多按压压豆的穴位。

6.治疗时间

耳穴压豆留埋时间为夏季留置1~3天,冬季留置7~10天。

7.注意事项

(1)耳穴压豆的药籽需要严格消毒,耳穴压豆的部位的皮肤需要常规消毒。

(2)夏季选取的耳穴不易过多,留埋时间不宜过长。

(3)换贴时以休息1天为宜,注意将耳部胶布痕迹擦净,以免出现皮肤感染。

(4)外耳皮肤有明显炎症或病变,如感染、冻疮破溃、溃疡及湿疹等,以及耳部皮肤有变态反应症状,应暂停治疗。

(八)刮痧疗法

1.概述

刮痧疗法是用光滑硬物器具(水牛角、瓷勺等)的钝缘,蘸介质(植物油、清水等)在体表部位进行由上而下、由内向外反复刮动的动作,从而治疗疾病的一种外治疗法。

2.原理

刮痧疗法是以中医的整体观和经络学说为理论基础的传统自然疗法之一。经络是运行全身气血、联系脏腑、沟通人体内外环境的通路，皮肤与经络密切相连。因此，刮拭刺激皮部就能通过经络传至相应的脏腑，对脏腑功能起到双向调节作用。本疗法有疏通气血、发汗解表、疏经活络、调理脾胃等功能，刮治后可使脏腑秽浊之气通达于外，促使周身气血流畅，逐邪外出。

3.禁忌证

(1)有出血倾向的疾病要慎用。

(2)新发生骨折的患儿不宜刮痧。

(3)局部皮肤表面损伤，以及传染性皮肤病的病变局部禁刮。

4.操作前准备

(1)刮痧板：水牛角刮痧板、玉质刮痧板、瓷勺、硬币等。

(2)介质：清水、植物油、刮痧油。

5.操作步骤

(1)刮痧板要消毒，刮治部位要保持清洁。

(2)手拿刮板，治疗时手掌握持刮板厚的一面；保健时或用于年幼儿时，手掌握持刮板薄的一面。刮板蘸取刮痧介质，在病变部位或穴位上进行反复刮动。

(3)刮拭方向从颈到背、腹、上肢再到下肢，从上向下进行刮拭，腹部从内向外进行刮拭。刮板与刮拭方向一般保持在45°～90°进行刮痧。

(4)刮痧时间一般每个部位刮2～3分钟，以出现紫红色斑点或斑块为度。对于一些不易出痧或出痧少的患儿，不可强求出痧。

(5)刮痧次数一般是第一次刮完，痧退后再进行第二次刮治。

(九)体针疗法

1.概述

体针疗法是以毫针为针刺工具，运用不同的操作手法针刺身体各部位经脉、腧穴，以达到疏通经络、调和气血、调整脏腑功能而治疗疾病的一种方法。体针是与耳针、头针等相对而言。

2.适应证

体针在儿科应用较多且疗效显著的疾病有急惊风、遗尿、脑瘫、注意缺陷多动障碍等。

3.禁忌证

(1)小儿囟门未闭合时，不宜针刺头项部腧穴。

(2)不宜针刺皮肤有感染、溃疡、瘢痕的部位。

(3)有自发性出血倾向或因损伤后出血不止的患儿,不宜针刺。

4.针具选择

针具多以毫针为主,常按针身长度分为不同规格,小儿常用的为0.5～3.0寸。

5.操作步骤

(1)穴位选择:主要是根据疾病受累的脏腑、所属的经脉进行辨证选穴、对症选穴、近部选穴及远端选穴。针灸处方的组成主要分为主穴和配穴。主穴一般是治疗主症,起主要作用的穴位。而配穴是在此基础上,选取具有协同作用的腧穴进行配伍应用,有加强腧穴的治病作用。常用的配穴方法主要包括本经配穴、表里经配穴、上下配穴、前后配穴和左右配穴等。

(2)进针方法:根据选取穴位的不同采取不同的体位,通常为仰卧位和俯卧位,部分可坐位。进针时要快、稳、准,常用进针法有单手进针法和双手进针法,其中单手进针法适用于短针及较熟练的操作者。双手进针法,一般部位可选用指切进针法,若选用长针多用夹持进针法,皮肉浅薄的部位适用提捏进针法,若腹部和肌肉松弛处多采取舒张进针法。

(3)针刺手法:基本手法有提插、捻转两种。进针后经反复提插、捻转,使患儿有酸、麻、重、胀等感觉,或医师手下有沉紧的感觉,此时为得气。如不易得气时,可采用循、弹、刮、摇、飞、震颤等手法加以辅助,促使针感加强。

(4)起针:起针前先适当行针,松动后将针缓慢退至皮下,然后迅速出针,有出血倾向按压止血。

6.注意事项

(1)因小儿不能合作,针刺时宜采用速针法,不宜留针。

(2)过度劳累、饥饿、精神紧张的患儿,不宜立即针刺。

(3)体质虚弱的患儿,刺激不宜过强,并尽量采用卧位进行针刺。

7.针刺异常现象的处理及预防

(1)晕针:在针刺过程中,若患儿突然出现面色苍白、心慌气短、出冷汗,严重者出现神志昏迷、二便失禁,此时有可能发生晕针,应立即停止针刺,并将刺入的针起出。让患儿采用头低脚高平卧位,松解衣带,给以温水或糖水。一般休息片刻便能恢复,重者可刺人中、涌泉等穴,必要时配合抢救。发生晕针先兆时,要及时处理。

(2)弯针与折针:进针用力过猛,患儿突然改变体位不配合,外物碰压均可造成弯针或折针。为防止弯针、折针,进针前应检查针具,嘱咐患儿放松不紧张,取舒适体位，进针时须指力均匀，留针时体外应留 1/4 针身，便于意外时取出。

(十)灸法

1.概述

灸法是中医针灸疗法中的一种，以艾叶制成艾绒为原料，在体表穴位上进行烧灼或者温熨，利用灼灸的热力透入肌肤，起到温通经络、调和气血、扶正祛邪的作用。灸法在临床上应用较为广泛，通常与针疗并用。

2.分类

灸法分为直接灸(化脓灸、非化脓灸)和间接灸(隔姜灸、隔盐灸等)。

3.适应证

灸法主要以虚证、寒证和阴证为主要治疗对象。在儿科主要用于治疗腹泻、遗尿等疾病，疗效显著。

4.操作方法

(1)艾炷灸：将纯净的艾绒放在平板上，用手指搓捏成圆锥形状，称为艾炷。每燃烧一个艾炷称为一壮。①直接灸法：是将大小适宜的艾炷，直接放在皮肤上施灸。若施灸时需将皮肤烧伤、化脓，愈后留有瘢痕者，称为化脓灸。若不使皮肤烧伤、化脓，愈后不留瘢痕者，称为非化脓灸。②间接灸法：是用药物将艾炷与施灸腧穴部位的皮肤隔开，进行施灸的方法。临床常用的如隔姜灸、隔盐灸等。隔姜灸：取鲜生姜一块，将其切成 0.2～0.5 cm 厚的姜片，中间用三棱针穿刺数孔。施灸时，将其放在穴区，将艾柱放其上点燃即可。隔盐灸：令患儿仰卧，暴露脐部。取适量的纯净、干燥的细白盐，填于脐上，然后上置艾炷施灸，至患儿稍感烫热，即更换艾炷。

(2)艾条灸：施灸时将艾条的一端点燃，对准应灸的腧穴部位，距离皮肤 1.5～3 cm，进行熏烤。若施灸时，将艾条点燃的一端与施灸部位的皮肤像鸟雀啄食一样，一上一下活动地施灸，称为雀啄灸；若将艾条在皮肤上做顺时针或逆时针转动，称为回旋灸。

(3)雷火灸：在古代雷火神针实按灸的基础上，将其改变为悬灸法，并在普通艾条中掺入沉香、干姜、茵陈、木香、羌活、乳香、麝香等药物创新发展而成的一种治疗方法，利用植物燃烧时发出的红外线及热量，起到畅通经络、调和气血、活血散瘀、消炎镇痛等作用。和艾条灸相比有药力峻、火力猛、渗透力强的特点。

5.注意事项

(1)施灸时要避免燃烧后的残灰掉落烫伤皮肤，用过的艾条应及时熄灭。

(2)在灸疮化脓时应保持局部清洁，并用敷料保护灸疮，以防感染。

(3)凡辨证属实证、热证者,禁止施灸。

(4)若有咯血、吐血、衄血等出血倾向的患儿慎用灸法。

(5)颜面部、阴部、大血管走行的区域及关节活动部位,禁止进行瘢痕灸。

(十一)头针疗法

1.概述

头针又称头皮针,是指在头皮特定部位进行针刺治疗疾病的方法。

2.原理

根据传统脏腑经络理论,手足六阳经皆上循于头面,六阴经中手少阴与足厥阴经直接循行于头面部,其他阴经则通过各自的经别与阳经相合后上达于头面,因此头面部是脏腑经络之气汇集的重要部位。结合西医学关于大脑皮质功能定位的原理,在头皮相关区域进行针刺,可以刺激脑的体表投影区及其邻近腧穴,调节皮层功能而达到治疗效果。

3.适应证

头针主要适用于脑源性疾病,在儿科常用于脑性瘫痪、癫痫、抽动障碍、注意力缺陷多动障碍、遗尿等疾病的治疗。

4.禁忌证

(1)囟门和骨缝尚未骨化的婴儿。

(2)有头部颅骨缺损或开放性脑损伤者,头部严重感染、溃疡、瘢痕者。

(3)高热、急性炎症,以及心肌炎、心力衰竭、重度贫血患儿。

5.针具选择

选用直径 0.35 mm,长 40～50 mm 的毫针。

6.操作步骤

(1)穴位选择:单侧肢体疾病,选用对侧头针线;双侧肢体疾病或不易区分左右的疾病,双侧取穴。根据疾病具体情况,选择相应的头针。

(2)进针方法:患儿多取坐位或卧位,局部皮肤常规消毒。一般针尖与头皮呈 30°左右夹角,快速进针,刺入皮下。当针尖达到帽状腱膜下层时,指下感到阻力减小,然后使针与头皮平行,继续捻转进针。进针深度宜根据患儿具体情况和处方要求决定,一般情况下,针刺入帽状腱膜下层后,使针体平卧,进针 3 cm 左右为宜。

(3)针刺手法:①捻转,头针的运针多捻转不提插。在针体进入帽状腱膜下层后,用示指第一节的桡侧面与拇指第一节的掌侧面持住针柄,然后示指掌指关节做连续伸屈运动,使针体快速旋转,要求捻转频率在 100 次/分左右,持续 2～

3 分钟。②留针:在留针期间不再施行任何针刺手法,让针体安静而自然地留置在头皮内。一般情况下,头针留针时间宜在 20～30 分钟。留针期间间歇进行捻转,以加强刺激,部分患儿在病变部位会出现热、麻、胀、抽动等感应。一般情况下,间歇行针 2～3 次,每次 2 分钟左右。

(4)起针:刺手夹持针柄轻轻捻转松动针身,押手固定穴区周围头皮,先缓慢出针至皮下,然后迅速拔出。拔针后必须用消毒干棉球按压针孔,以防出血。

7.注意事项

(1)因头皮有毛发,必须认真严格消毒,以防感染。

(2)留针时针体应露出头皮,不宜碰触留置在头皮下的毫针,以免折针、弯针。如局部不适,可稍稍退出 0.5～1 cm。对有严重心脑血管疾病,但需要留针时间较长者,应加强监护,以免发生意外。

(3)行针捻转时应注意观察,防止晕针等不良反应发生;对精神紧张、过饱、过饥者应慎用,不宜采取强刺激手法。

(4)头发密集的部位常易遗忘所刺入的毫针,起针时需反复检查。

(5)头皮血管丰富,容易出血,故出针时必须用干棉球按压针孔 1～2 分钟。

第三章 儿科呼吸系统常见疾病

第一节 变应性鼻炎

一、概述

变应性鼻炎是具有特异性体质的小儿暴露于变应原后主要由免疫球蛋白(immuneglobulin,Ig)E介导的鼻黏膜非感染性慢性炎性疾病。本病为小儿常见疾病,我国部分地区的流行病学研究显示,小儿变应性鼻炎自报患病率为18.10%~49.68%,确诊患病率为10.80%~21.09%,并呈增长趋势。

本病属于中医"鼻鼽"范畴。

二、病因病机

小儿为"稚阴稚阳"之体,肺脾多虚,腠理不密,卫阳不固,易为邪气所乘。常见如花粉、油漆等均可因吸入而致邪气入体。邪气上扰鼻窍,骤作鼻病。正虚邪恋,久致肺络瘀阻,或因肾阳不足,肺气虚弱,肾虚为嚏,肺虚而鼻痒溢涕,鼻病乃生。

三、诊断

小儿变应性鼻炎症状的发作和持续时间不尽相同。当鼻塞、流涕、鼻痒、阵发性喷嚏等局部症状出现2项以上(含2项)、每天症状持续或累计1小时以上时,可根据症状进行初步诊断。

(一)症状

1.鼻塞

鼻塞通常为患儿变应性鼻炎最突出的症状,可呈间歇性或持续性,单侧或双侧，轻重程度不一，进食或睡眠时表现明显。

2.流涕

大量清水样涕，有时可不自觉地从前鼻孔滴下，也可能流至鼻咽部引起刺激性咳嗽。幼儿通常不会擤鼻涕，而表现为反复吸鼻、咳嗽及清嗓等。

3.鼻痒

鼻痒常为异物感或蚁行感，患儿可频繁揉鼻。变应性敬礼为小儿变应性鼻炎的特殊动作，患儿由于鼻痒、鼻塞等不适症状，经常用手向上推移鼻尖或鼻翼。

4.喷嚏

喷嚏每天可数次阵发性发作，每次打喷嚏常多于 3 个，多在晨起、夜晚或接触变应原后出现。

5.其他症状

鼻出血是小儿变应性鼻炎另一较为多见的症状，可在白天或夜间发作，多易止血。部分患儿以鼻出血为主要症状就诊。眼痒、眼红等症状也可在患儿中出现，部分患儿同时有湿疹、哮喘等变应性疾病的相关症状。

低龄患儿的变应性鼻炎症状多不典型，可引起食欲下降、喂养困难或睡眠呼吸障碍。此外，一些认知和精神问题也可能与变应性鼻炎相关，包括注意力缺乏、多动和运动能力下降等。

(二)体征

变应性鼻炎发作时最主要的体征是双侧鼻黏膜肿胀、苍白，下鼻甲水肿，鼻腔内有多量清水样分泌物。患儿还应注意以下特殊体征。

1.变应性黑眼圈

变应性黑眼圈是指眼睑呈蓝黑色，多见于年幼的患儿，是眼部睑静脉和眼角静脉回流受阻所致。

2.下眼睑下有褶皱

下眼睑下有褶皱即 Dennie-Morgan 线（Dennie 线），为下眼睑皮肤上的新月形皱褶，可能与眼睑皮肤水肿和血液循环不良引起的睑板肌局部缺氧，而出现持续痉挛有关。

3.变应性皱褶

变应性皱褶是指由于患儿经常向上揉搓鼻尖和鼻翼，而在鼻部皮肤表面出现的横行皱纹。

4.唇上摩擦痕

唇上摩擦痕为患儿反复摩擦鼻尖与上唇之间的锥形区域导致的皮损。

(三)辅助检查

1.皮肤点刺试验

皮肤点刺试验具有高敏感度和较高特异度,一般均在80%以上,可为变应性鼻炎的诊断提供有价值的证据,临床推荐使用该方法诊断小儿变应性鼻炎。但由于受年龄和配合度的限制,3岁以下小儿的临床应用具有一定局限性。应注意的是,皮肤点刺试验结果受某些药物影响,在检测前需停用口服抗组胺药、含抗组胺药成分的抗感冒药和中成药、外用糖皮质激素1周以上。

2.血液检查

血液检查主要是IgE检测,包括血清总IgE和血清特异性IgE检测。

(1)血清总IgE检测:过敏性疾病、寄生虫感染及其他一些因素(如种族)均可增加体内总IgE水平,因此总IgE检测对变应性鼻炎的诊断价值较低。而且约1/3的常年性变应性鼻炎患儿血清总IgE值在正常范围。

(2)血清特异性IgE检测:适用于任何年龄的患儿,不受皮肤条件的限制。通常血清特异性IgE水平≥0.35 kU/L即为阳性,提示机体处于致敏状态。2岁以下患儿以食物变应原为主,婴幼儿血清学检查更容易操作。

四、鉴别诊断

(一)普通感冒

患儿早期可有喷嚏、鼻塞、流清水样涕等症状,与间歇性变应性鼻炎的临床表现相似,全身症状较轻,发热不明显或仅有低热。而普通感冒引发的鼻炎多突然起病,常有咳嗽、流涕或鼻塞症状,其主要症状为发热,体温可为39~40 ℃,伴头痛、肌肉酸痛、乏力等全身症状。变应原及病原学检测有助于两者鉴别。

(二)鼻窦炎

鼻窦炎可与变应性鼻炎有相似的症状,如鼻塞、流涕、咳嗽、头痛、嗅觉减退等,两者也可能合并存在。但鼻窦炎患儿鼻腔分泌物通常为黏脓性,可伴面部疼痛或压痛。鼻内镜检查及必要时的鼻窦计算机断层扫描(computer tomography, CT)检查有助于鼻窦炎的诊断。

(三)其他引起鼻塞的疾病

能够引起鼻塞的疾病还有先天性后鼻孔闭锁、鼻腔狭窄、鼻中隔偏曲、腺样体肥大等,这些疾病经影像学和鼻内镜检查可与变应性鼻炎进行鉴别。对婴幼儿,应特别考虑腺样体肥大、结构异常等的鉴别诊断。

五、辨证论治

(一)肺经风寒证

症状:鼻塞,鼻痒,喷嚏频发、冒风遇寒易作,流清涕,嗅觉减退。可伴眼痒、咽痒,咳嗽、痰稀,鼻黏膜色淡。舌质淡,苔薄白,脉浮紧,指纹红。

辨证要点:小儿变应性鼻炎诊断的基础上见流清涕、鼻黏膜淡红或苍白、下鼻甲肿大。

治法:温肺散寒,疏风通窍。

方剂:苍耳散加减。

药物:苍耳子、辛夷、白芷、薄荷、桂枝、荆芥、细辛、防风。

(二)肺经伏热证

症状:鼻塞,鼻痒,喷嚏频发,流黄或黏稠涕,嗅觉减退,或见鼻衄。可伴有咳嗽、咽痒、口干烦热。鼻黏膜色红,咽红。舌质红,苔黄,脉数,指纹紫。

辨证要点:小儿变应性鼻炎诊断的基础上见流黄涕或黏稠涕,可伴口干烦热,或见鼻衄、鼻黏膜色红。

治法:清宣肺气,通利鼻窍。

方剂:辛夷清肺饮加减。

药物:辛夷、黄芩、栀子、麦冬、百合、石膏、知母、甘草、枇杷叶、菊花、通草、薄荷。

(三)肺脾气虚证

症状:鼻塞,鼻痒,喷嚏频发,流清涕,嗅觉减退,反复发作。可见面色萎黄,食少纳呆,消瘦,腹胀,大便溏薄,四肢倦怠乏力,多汗易感。鼻黏膜色淡,鼻道水样分泌物。舌质淡,苔薄白,脉弱,指纹淡。

辨证要点:小儿变应性鼻炎诊断的基础上见鼻黏膜淡红或苍白、下鼻甲肿大、鼻道水样分泌物,伴见食少纳呆、多汗易感。

治法:益气健脾,补肺通窍。

方剂:玉屏风散加减合补中益气汤加减。

药物:防风、黄芪、白术、人参、甘草、当归、陈皮、升麻、柴胡、生姜、大枣。

(四)肺肾阳虚证

症状:鼻塞,鼻痒,喷嚏频发、感寒易作,流清涕,嗅觉减退,反复发作。可见面色㿠白,形寒肢冷,易感风寒,神疲倦怠,小便清长或遗尿。鼻黏膜苍白,鼻道水样分泌物。舌质淡，苔白，脉沉细，指纹沉淡。

辨证要点：小儿变应性鼻炎诊断基础上见鼻黏膜苍白、鼻道可见水样分泌物，伴见形寒肢冷、小便清长或遗尿。

治法：温补肺肾，温通鼻窍。

方剂：肾气丸加减。

药物：熟地黄、山药、山茱萸、茯苓、泽泻、牡丹皮、肉桂、附子、细辛、苍耳子、辛夷。

六、其他治法

（一）贴敷疗法

1.贴敷方法

本法可选用白芥子、延胡索、细辛、白芷、冰片、肉桂、甘遂、生麻黄、辛夷、炒苍耳子等中药中的5～6味药物适当配伍，可选用生姜汁、蜂蜜为调和剂。

穴位选择时推荐主穴可选择肺俞、脾俞、肾俞、大椎、定喘、天突、膻中等。肺脾气虚证，加神阙、足三里；肺肾阳虚证，加命门、涌泉。

2.贴敷时间

每次贴0.5～2小时，再次敷贴时应待局部皮肤基本恢复正常后再敷药。

3.使用禁忌

(1)0～1岁患儿不适宜此疗法。

(2)肺经伏热证禁用此疗法。

（二）推拿疗法

1.基础方

黄蜂入洞50次，揉二人上马500次。

2.依证组方

(1)肺经风寒证：基础方加推三关300次，揉一窝风、膊阳池各500次。

(2)肺经伏热证：基础方加清天河水、清补肺经各300次，揉一窝风500次。

(3)肺脾气虚证：基础方加补肺经、补脾经、揉板门各500次。

(4)肺肾阳虚证：基础方加补肺经、补肾经、推三关、揉命门各500次。

3.介质选择

介质常用滑石粉，以润滑皮肤。一般冬春季节及表寒证，宜蘸葱、姜汁推；夏秋季节宜蘸清水或薄荷水推。

(三)皮内针疗法

本法可选择迎香、印堂、脾俞、肺俞、足三里、合谷等穴。每次留针1～3天，每天按压1～3次，隔天治疗1次，疗程2周。

(四)耳穴疗法

本法可选择神门、内分泌、内鼻、肺、脾、肾、肾上腺、皮质下等穴。王不留行籽贴压，每次取3～5穴，按压以双耳微红发胀为度。

第二节　急性上呼吸道感染

一、概述

急性上呼吸道感染为外鼻孔至环状软骨下缘包括鼻腔、咽或喉部等呼吸道黏膜所发生的急性炎症的总称，多是淋雨、受凉等因素导致，自身防御功能下降，外界病原体入侵或呼吸道携带的病原体繁殖所致。小儿急性上呼吸道感染全年都可发生，冬春季节较多，门诊发病率在61%。5岁以下小儿平均每人每年发生4～6次，是患儿病死的主要原因。

急性上呼吸道感染相当于中医的“感冒”。

二、病因病机

急性上呼吸道感染病是由时行疫毒侵袭人体，正气与邪气相搏，外感风邪，内蕴积热，肺失宣肃而引起。病位主要在肺卫，常可累及脾胃等部位，病性以实证居多，如体虚感邪，则为本虚标实之证。中医治疗以解表达邪为原则，总体发病趋势为邪袭肺卫，很少发生传变，一般病程短且易治愈。

三、诊断

(一)流行情况

了解当地疾病的流行情况对诊断和鉴别诊断均有帮助。相近地区患急性上呼吸道感染时，患儿不但症状相似，而且并发症也大致相同。有些常见的急性传染病，如幼儿急疹、麻疹、猩红热、流行性脑脊髓膜炎、百日咳、脊髓灰质炎等，起病时症状与急性上呼吸道感染相似，故应注意当地流行病情况、病情的发展变化，以及相关疾病的特殊症状与体征，以便鉴别。

（二）临床表现

病情轻重程度相差很大，一般年长患儿症状较轻，婴幼儿患者则重症较多。

1.病程

（1）潜伏期多为 2～3 天或更长。

（2）病程轻型病例发热时间 1～6 天，但较重者高热可为 1～2 周，偶有长期低热达数周者，由于病灶未清除，需较长时间才能痊愈。

2.典型症状

（1）轻症：一般只有鼻部症状，如流清鼻涕、鼻塞、喷嚏等，也可有流泪、轻咳或咽部不适，可在 4 天内自然痊愈。如有发热可持续 1 周左右。

（2）重症：体温可为 39～40 ℃或更高，伴有畏寒、头痛、全身无力、食欲锐减、睡眠不安等，鼻咽部分泌物可引起较频繁的咳嗽。

3.其他症状

（1）鼻-鼻窦部感染：临床症状为鼻塞、黏性或脓性鼻涕、面部疼痛及头痛，病情严重者多伴有发热，年龄越小者全身症状越明显。发病初期多出现严重症状，包括脓性鼻涕、高热（体温≥39 ℃）和头痛等。病毒感染时，症状通常在 10 天内可缓解；细菌感染时，症状通常持续 10 天以上。

（2）中耳感染：急性非化脓性中耳炎主要表现为局部症状，呈持续性耳痛，出现鼓室积液，表现为鼓膜失去光泽，呈淡黄色或琥珀色，有时可见弧形液平线。急性化脓性中耳炎除了局部持续性严重耳痛症状之外，常伴有高热、哭闹及胃肠道反应（恶心、呕吐）等全身症状，其症状直到耳道中流出脓液后才可得到缓解。婴幼儿耳痛常伴有情绪易烦躁、捂耳朵或拽耳朵等症状，部分患儿会出现早期听力下降的情况。

（3）扁桃体感染：临床表现为发热、咽痛。急性卡他性扁桃体炎症状与一般咽炎相似，有咽痛、低热和其他轻度全身症状。急性化脓性扁桃体炎起病急，局部及全身症状均较重，可诱发咽部剧烈疼痛，疼痛常向耳部放射，易出现吞咽困难。咽部黏膜呈急性弥散性充血，以扁桃体及两侧腭弓部位最为严重，且腭扁桃体肿大，部分病例的扁桃体表面可见黄白色脓点或在隐窝口处有黄白色或灰白色豆渣样渗出物，可连成一片形成假膜，但不超出扁桃体范围，易拭去且不遗留出血创面。下颌和（或）颈部淋巴结常出现肿大，且伴有压痛感。

（4）咽喉感染：初起时咽部干燥、灼热、有异物感，继有疼痛，吞咽时加重。全身症状一般较轻，可有发热、头痛及全身不适等症状。喉炎初起时多有不同程度的发热、流涕、咳嗽等上呼吸道卡他症状，很快出现声音嘶哑、变音及典型的犬吠样咳嗽，加重时伴喉鸣、吸气性呼吸困难，少数可有呛咳现象。检查可见咽喉部黏膜急性充血，咽后壁淋巴滤泡红肿，腭垂水肿、充血，颌下淋巴结有肿大、压痛。

(5)胃肠症状：在婴幼儿常易引起呕吐和腹泻，临床上称为胃肠型感冒。急性腹痛有时很剧烈，早期出现，多在脐部周围，无压痛，多为暂时性，可能与肠蠕动亢进有关；也可持续存在，有时与阑尾炎的症状相似，多因并发急性肠系膜淋巴结炎所致。

(6)高热惊厥：急性上呼吸道感染所致高热惊厥多见于婴幼儿，于起病后2天内发生，很少反复发生。

(三)体格检查

进行全面体格检查，以排除其他疾病。重点观察咽部包括扁桃体、软腭和咽后壁，如扁桃体及咽部黏膜红肿较重，细菌和病毒感染都有可能；当扁桃体上有脓性分泌物时，应考虑链球菌感染，如扁桃体上有较大的膜性渗出物或超出扁桃体范围，需认真排除白喉；如在急性咽炎时还有出血性皮疹，必须排除败血症和脑膜炎。

(四)辅助检查

1.一般检查

血常规可辅助医师了解多种免疫相关的情况。白细胞计数持续增高时，一般考虑细菌感染，不过在病毒感染早期也可以高达$15\times10^9/L$左右，但中性粒细胞很少超过75%。

2.病原学检查

病原学检查可指导急性上呼吸道感染的临床用药，急性上呼吸道感染的病原学检查主要包括鼻-鼻窦部窦腔穿刺、中耳感染的脓性分泌物检查、扁桃体感染的咽拭子培养。急性上呼吸道感染的病原体主要包括三个方面。

(1)病毒：鼻病毒、呼吸道合胞病毒、冠状病毒、柯萨奇病毒和腺病毒。

(2)细菌：A族溶血性链球菌、肺炎链球菌、流感嗜血杆菌、葡萄球菌、酿脓链球菌和卡他莫拉菌。

(3)其他：肺炎支原体、衣原体。

3.免疫学及变应原检查

常规免疫学检查指标包括血清Ig、淋巴细胞亚群、补体等。不同年龄段患儿的Ig水平不同，在解读指标水平时必须考虑患儿年龄。同时，由于免疫学指标变化原因复杂，在诊断免疫缺陷时，应结合临床各项指标进行综合判断。

四、鉴别诊断

(一)流感

流感有明显的流行病史，多有全身症状如高热、四肢酸痛、头痛等，全身中毒症状明显，一般鼻咽部症状如鼻分泌物多和咳嗽等比全身中毒症状程度轻。

(二)消化系统疾病

婴幼儿时期的急性上呼吸道感染往往有消化道症状，如呕吐、腹痛、腹泻等，容易误诊为原发性胃肠病，尤其要注意与急性阑尾炎鉴别。

(三)变应性鼻炎

有些患儿的全身症状不重，常为喷嚏、流涕、鼻黏膜苍白水肿，病程较长且反复发作，要考虑变应性鼻炎的可能，应行变应原等检测以资鉴别。此病在学龄前和学龄期患儿多见。

(四)发热相关疾病

发热较高、白细胞计数较低时，应考虑常见的急性病毒性上呼吸道感染，并根据当地流行情况和患儿的接触史排除流感、麻疹、疟疾、伤寒、结核病等。

(五)其他感染性疾病

白细胞计数特别高时，要注意细菌性肺炎、传染性单核细胞增多症和百日咳等。急性咽炎伴有皮疹、全身淋巴结肿大、肝大、脾大者，应检查血涂片中异型淋巴细胞以排除传染性单核细胞增多症。

五、辨证论治

(一)风寒感冒证

症状：发热，恶寒，无汗，头痛，鼻流清涕，喷嚏，咳嗽，咽部不红肿，舌淡红，苔薄白，脉浮紧，指纹浮红。

辨证要点：以恶寒，无汗，鼻流清涕，咽不红，脉浮紧，指纹浮红为特征。

治法：辛温解表。

方剂：荆防败毒散加减。

药物：荆芥、防风、茯苓、独活、柴胡、前胡、川芎、枳壳、羌活、桔梗、薄荷、甘草等。

（二）风热感冒证

症状：发热重，恶风，有汗或少汗，头痛，鼻塞、流浊涕，喷嚏，咳嗽，痰稠色白或黄，咽红肿痛，口干渴，舌质红，苔薄黄，脉浮数，指纹浮紫。

辨证要点：以发热重，鼻塞、流浊涕，咳痰黏稠，咽红，舌质红，苔薄黄，脉浮数，指纹浮紫为特征。

治法：辛凉解表。

方剂：银翘散加减。

药物：金银花、荆芥穗、淡豆豉、薄荷、连翘、芦根、牛蒡子、生甘草。

（三）暑邪感冒证

症状：发热，无汗或汗出热不解，头晕、鼻塞，身重困倦，胸闷，恶心，口渴心烦，食欲缺乏，或有呕吐、泄泻，小便短黄，舌质红，苔黄腻，脉数，指纹紫滞。

辨证要点：发于夏季，以发热，头痛，身重困倦，食欲缺乏，舌红，苔黄腻为特征。

治法：清暑解表。

方剂：新加香薷饮加减。

药物：香薷、金银花、连翘、厚朴、白扁豆。

（四）时邪感冒证

症状：起病急骤，全身症状重。高热，恶寒，无汗或汗出热不解，头痛，心烦，目赤咽红，肌肉酸痛，腹痛，或有恶心、呕吐，舌质红，舌苔黄，脉数，指纹紫。

辨证要点：以起病急骤，肺系症状轻、全身症状重，发热、恶寒，无汗或汗出热不解，目赤咽红，全身肌肉酸痛，舌红，苔黄为特征。

治法：清热解毒。

方剂：银翘散合普济消毒饮加减。

药物：金银花、连翘、荆芥、羌活、栀子、黄芩、大青叶、桔梗、牛蒡子、薄荷。

（五）兼证

1.夹痰证

症状：兼见咳嗽较剧，痰多，喉间痰鸣。

辨证要点：以咳嗽加剧，痰多，喉间痰鸣为特征。

治法：辛温解表，宣肺化痰；辛凉解表，清肺化痰。

方剂：风寒夹痰证加用三拗汤、二陈汤；风热夹痰证加用桑菊饮加减。

药物：风寒夹痰证常用麻黄、杏仁、半夏、陈皮等药物；风热夹痰证常用桑叶、菊花、瓜蒌皮、浙贝母等药物。

2.夹滞证

症状:兼见脘腹胀满,不思饮食,呕吐酸腐,口气秽浊,大便酸臭、秘结或腹痛泄泻,小便短黄,舌苔厚腻。

辨证要点:以脘腹胀满,不思饮食,大便不调,舌苔厚腻为特征。

治法:解表兼消食导滞。

方剂:在疏风解表的基础上,加用保和丸加减。

药物:山楂、神曲、鸡内金、莱菔子、枳壳等。

3.夹惊证

症状:兼见惊惕哭闹、睡卧不宁,甚至骤然抽搐,舌质红。

辨证要点:以惊惕哭闹、睡卧不宁,甚至抽搐为特征。

治法:解表兼清热镇惊。

方剂:在疏风解表的基础上,加用镇惊丸加减。

药物:钩藤、僵蚕、蝉蜕等。

六、其他治法

(一)推拿疗法

1.风寒与风热感冒

此两种证型应从肺经论治。

(1)基础方:清肺经 100 次,揉按肺俞、曲池、合谷各 50 次。

(2)风寒者:加掐揉二扇门、推三关各 100 次。

(3)风热者:加推天柱骨、退六腑、清天河水 200 次。

2.暑邪感冒

本证应从脾胃经论治。

揉头维、天枢、足三里、内庭、三阴交、阴陵泉穴各 100 次,清天河水 200 次,运八卦 100 次。

3.时疫感冒

本证应从奇经论治。

开天门 100 次,推坎宫 100 次,揉按太阳、百会、风池各 100 次,清天河水 200 次,捏脊 6 遍。

4.兼证治疗

(1)夹滞证:推板门 100 次,清大肠经 100 次,清补胃经 100 次,摩腹 1 分钟。

(2)夹痰证:推膻中50次,分推肩胛骨2分钟,揉按丰隆100次。

(3)夹惊证:揉按小天心100次,开天门100次,推坎宫100次,平肝经200次。

(4)鼻塞明显:开天门100次,推坎宫100次,揉迎香50次,黄蜂入洞50次。

(二)刮痧疗法

(1)本法适用于小儿各型感冒。

(2)患儿取俯卧位或坐位,应充分暴露背颈部,医师将刮痧油滴在刮痧部位,先从颈后发际刮至大椎穴,从风池穴刮至肩井穴,再刮背部脊椎正中的督脉、脊椎两侧的膀胱经,从上向下刮,以刮痧部位发红出痧为宜。

(三)拔罐疗法

(1)取穴:大椎、肺俞、风门。

(2)具体操作:患儿取俯卧位。医师选择大小合适的火罐,用镊子夹住95%乙醇棉球,点火后在罐内闪动后立即拿出,迅速将罐口叩在需拔罐处。留罐以皮肤微微潮红为度,时间5分钟左右。如发热,可以在大椎穴行刺络拔罐。

(四)灌肠疗法

(1)本法适用于风热感冒、时邪感冒。

(2)药物组成:生石膏、玄参、金银花、芦根、荆芥穗、蒲公英、连翘、柴胡、炒谷芽、炒麦芽。

(3)具体操作:患儿左侧卧位,进行灌肠。结束后应使药物滞留15分钟,再嘱其排便,每天1次,3天为1个疗程。

第三节　急性支气管炎

一、概述

急性支气管炎又称为急性气管支气管炎,是由病毒、细菌等病原体引起的气管、支气管黏膜的急性炎症性疾病。本病在婴幼儿发病较多,常继发于上呼吸道感染及麻疹、百日咳等急性传染病后。免疫力低下、营养不良、佝偻病、特应性体质、慢性鼻炎、鼻窦炎、咽炎等是本病的诱因,凡能引起上呼吸道感染的病原体皆可引起急性支气管炎。本病常在病毒感染的基础上,因黏膜纤毛受损而继发细菌感染。

急性支气管炎属于中医学“咳嗽”范畴。

二、病因病机

本病以感受外邪为主，病位在肺。风邪犯肺，肺失肃降，肺气上逆则咳嗽。肺主通调水道，肺失清肃，则肺不布津，凝聚为痰则咯痰。风易兼夹它邪而为病，夹寒致伴见鼻塞声重、流清涕等症状的风寒表证；夹热致伴见鼻咽干燥、流浊涕等症状的风热表证；夹燥致伴见干咳少痰或无痰等症状的风燥犯肺证。故临床有风寒、风热、风燥之不同。若咳嗽日久不愈，耗伤肺之气阴，则可转为内伤咳嗽。

三、诊断

（一）病史要点

应了解患儿是否有发热、咳嗽，咳嗽是否有痰，是否伴有气喘、呕吐、腹泻，有无呼吸困难、喘憋、发绀、胸痛、头痛等表现；有无反复喘憋或呼吸道感染病史，有无支气管异物、先天性心脏病、肺结核等病史；有无营养不良、佝偻病、慢性鼻炎、鼻窦炎、贫血等病史，是否早产，是否母乳喂养，是否有反复呼吸道感染导致的生长发育迟缓，是否按时进行预防接种，日常生活中是否经常被动吸烟，父母是否有肺结核等传染病史，家族中有无变应性疾病的患儿，家庭中是否有人经常吸烟，家庭周围空气环境如何。

（二）体格检查

检查有无发热、咽部充血，肺部听诊双肺呼吸音粗糙或可闻及不固定的、散在的干啰音、粗湿啰音。注意有无气促、发绀，肺部有无哮鸣音。对于喘息性支气管炎患儿要注意有无烦躁不安、面色发绀、呼吸急促、鼻翕、三凹征、肝大的情况，注意心率、心音。检查囟门是否凹陷、皮肤弹性如何等，注意有无脱水情况。

（三）辅助检查

1.常规检查

病毒感染者，血常规示白细胞计数正常或偏低，淋巴细胞计数相对增多，C反应蛋白正常。病毒分离及血清学反应可明确病原。细菌感染者，血白细胞计数可增高，中性粒细胞计数增高，C反应蛋白升高，痰培养可有病原菌生长。胸部X线检查可显示正常或肺纹理增粗、肺门阴影增浓。喘息性支气管炎的胸部X线检查可见不同程度的梗阻性肺气肿，1/3患儿有散在的小实变阴影，但无大片实变阴影。

2.其他检查

对于特殊病原体,可以进行聚合酶链反应检测核酸以确诊。

(四)诊断标准

(1)以咳嗽为主要症状,干咳3天后加重转为湿性咳嗽,从单声咳至阵咳,有痰声,可咳出白色黏痰或黄色脓痰。患儿可有(或无)发热。年长儿可诉头痛、胸痛;婴幼儿可有呕吐、腹泻等消化道症状。

(2)体格检查:听诊可闻及两肺呼吸音粗糙,有时可闻及干啰音或粗湿啰音,啰音不固定,随体位变动及咳嗽而改变。

(3)胸部X线检查:肺纹理增粗或肺门阴影增深,也可正常。

(4)血常规检查:白细胞、中性粒细胞计数增高,提示有细菌感染。病毒感染时,血白细胞计数正常或降低,淋巴细胞计数正常或相对增加。

(5)病原学检查:咽拭子或喉气管吸出物做细菌培养可阳性。鼻咽脱落细胞涂片做免疫荧光检查,可确定病毒感染。

具有上述第(1)(2)或(1)至(3)项可临床诊断为急性支气管炎,第(4)(5)项可作为病原学诊断的参考条件(参见图3-1)。

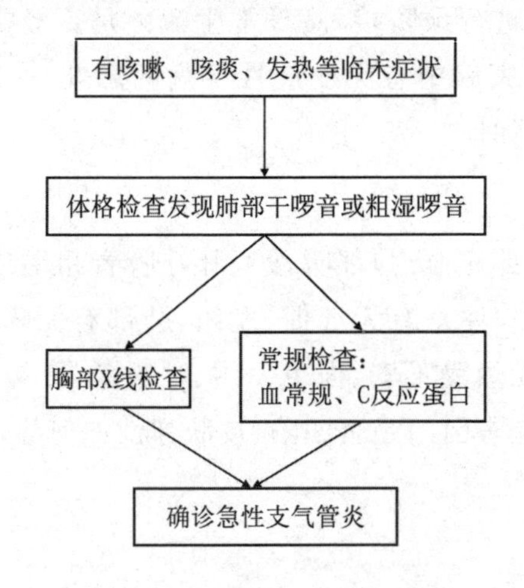

图3-1 急性支气管炎诊断流程

四、鉴别诊断

结合病史、肺部听诊、胸部X线和其他检查可排除肺炎、肺不张、气管异物及肺结核等。婴幼儿急性支气管炎病情较重时与肺炎早期不易鉴别,应按肺炎处理。哮喘性支气管炎应与支气管哮喘鉴别,后者多见于年长儿,起病急骤，反复发作。

五、辨证论治

(一)外感咳嗽

1.风寒咳嗽证

症状：初起咳嗽频作，咳声较急或重浊，有少量白色稀痰。咽痒声重，鼻塞流涕，恶寒，无汗，或有发热、头痛、身痛等。舌淡红，苔薄白；脉浮紧，指纹浮。

辨证要点：以起病急，咳嗽频作、声重，咽痒，痰白清稀为特征。

治法：疏风散寒，宣肺止咳。

方剂：杏苏散加减。

药物：紫苏叶、半夏、茯苓、前胡、杏仁、苦桔梗、枳壳、橘皮、甘草、生姜、大枣。

2.风热咳嗽证

症状：咳嗽不爽，吐黄色黏稠痰，不易咯出，口渴、咽痛，鼻流浊涕，伴发热、恶寒，汗出头痛。舌质红，苔薄黄；脉浮数，指纹浮紫。

辨证要点：以咳嗽不爽、痰黄黏稠为特征。

治法：疏风清热，宣肺止咳。

方剂：桑菊饮加减。

药物：桑叶、菊花、薄荷、连翘、大青叶、杏仁、桔梗、芦根、甘草。

(二)内伤咳嗽

1.痰热咳嗽证

症状：咳嗽痰多，色黄黏稠，难以咯出，甚则喉间痰鸣，发热、口渴，烦躁不宁，尿少色黄，大便干结。舌质红，苔黄腻；脉滑数，指纹紫。

辨证要点：以咳嗽痰多，色黄黏稠，难以咯出为特征。

治法：清肺化痰止咳。

方剂：清金化痰汤加减。

药物：桑白皮、前胡、款冬花、黄芩、栀子、鱼腥草、桔梗、浙贝母、橘红、麦冬、甘草。

2.痰湿咳嗽证

症状：咳嗽重浊，痰多壅盛，色白而稀，喉间痰声辘辘，胸闷纳呆，神乏困倦。舌淡红，苔白腻，脉滑，指纹沉。

辨证要点：以痰多壅盛，色白而稀为特征。

治法：燥湿化痰止咳。

方剂:三拗汤合二陈汤加减。

方解:炙麻黄、杏仁、白前、陈皮、半夏、茯苓、甘草。

3.气虚咳嗽证

症状:咳而无力,痰白清稀,面色苍白,气短懒言,语声低微,自汗畏寒。舌淡嫩,边有齿痕,脉细无力,指纹淡。

辨证要点:常为久咳,尤多见于痰湿咳嗽转化而成,以咳嗽无力,痰白清稀为特征。

治法:健脾补肺,益气化痰。

方剂:六君子汤加味。

药物:党参、白术、茯苓、陈皮、半夏、百部、炙紫菀、甘草。

4.阴虚咳嗽证

症状:干咳无痰或痰少而黏,不易咯出或痰中带血,口渴、咽干,喉痒,声音嘶哑,午后潮热或手足心热。舌红,少苔,脉细数,指纹淡。

辨证要点:以干咳无痰,喉痒声嘶为特征。

治法:养阴润肺,兼清余热。

方剂:沙参麦冬汤加减。

药物:南沙参、麦冬、生地黄、玉竹、天花粉、甘草、桑白皮、炙冬花、炙枇杷叶。

六、其他治法

(一)推拿疗法

1.外感咳嗽

基础手法:开天门、推坎宫、清肺经、推三关各 100 次,分推肩胛骨 1 分钟,推膻中 50 次,捏脊 6 遍。

配穴:以外感风寒为主者,加揉二扇门、拿风池各 100 次。以外感风热证为主者,加清天河水、退六腑各 100 次。

2.内伤咳嗽

基础手法:补脾经、补(清)肺经、运内八卦、退六腑、揉肺俞各 100 次,捏脊 6 遍。

配穴:①痰热蕴肺者,以清肺经、退六腑为主;②肺气亏虚者,以揉肺俞、捏脊治疗为主,并加以补肺经;③肺阴亏耗者,以补肺经、运内八卦为主,揉二马 100 次,加以补肾经;④兼有食欲缺乏、形体消瘦者,应着重补脾经,加揉中脘、分推腹阴阳;⑤咳喘、胸闷、痰多者,加揉天突、分推膻中、按揉丰隆穴各 100 次。

(二)贴敷疗法

本法适用于风寒咳嗽、痰湿咳嗽、气虚咳嗽。

药物组成:白芥子、延胡索、甘遂、细辛等分。

具体操作:以上诸药晒干磨成粉再用凡士林调和,做成直径约 0.5 cm 的中药丸,把药丸置于定喘、肺俞、膻中等穴位上,1 穴 1 粒药丸,外用贴膏固定。每天 1 次,每次 2～3 小时,5～7 天为 1 个疗程。

(三)拔罐疗法

选穴:以肺俞为主。外感咳嗽加风门,发热加大椎,痰湿咳嗽加脾俞、中脘。

具体操作:选择口径合适的火罐,将火罐拔于穴位,时间 4～5 分钟,年长儿可稍延长时间。每天 1 次,2～3 天为 1 个疗程。

(四)中药雾化疗法

本法适用于风热咳嗽、痰热咳嗽。

药物:痰热清注射液、双黄连注射液等。

具体操作:将上述中药注射液与 0.9%氯化钠按 1∶1 或 1∶2 的比例稀释。连接雾化器各部位,检查性能,水槽内加冷开水 250 mL,液面高约 30 cm,浸没雾化罐底的透声膜,罐内放入药液 10～20 mL,罐盖拧紧,放入水槽,将水槽盖紧。根据需要调节雾化量,用面罩罩住口鼻,雾化 20 分钟。治疗完毕,取下口含嘴或面罩,先关雾化开关,再关电源开关。每天 1 次,2～3 次为 1 个疗程。

第四节　支气管哮喘

一、概述

支气管哮喘(以下简称哮喘)是一种以慢性气道炎症和气道高反应性为特征的异质性疾病,以反复发作的喘息、咳嗽、气促、胸闷为主要临床表现,常在夜间和(或)凌晨发作或加剧。本病是小儿期最常见的慢性呼吸系统疾病。呼吸道症状的具体表现形式和严重程度具有随时间而变化的特点,并常伴有可逆性呼气气流受限和阻塞性通气功能障碍。

二、病因病机

哮喘发病有内因及外因两类。内因责之于素体肺脾肾三脏不足，痰饮留伏肺窍成为哮喘之夙根；外因责之于感触外邪（六淫、病毒、细菌等）、接触异物异味（变应原）及嗜食咸酸、活动过度或情绪激动等。哮喘发作的病机是外因诱发、触动伏痰，痰随气升，气因痰阻，相互搏结，阻塞气道，影响肺的通降功能，肺气上逆出现咳嗽、喘促、喉间痰鸣哮吼。

三、诊断

哮喘临床诊断基于详细询问现病史、特应性疾病史、家族过敏史，依据呼吸道症状、体征及肺功能检查，证实存在可变的呼气气流受限，并排除可引起相关症状的其他疾病。

（一）临床表现

1.典型临床表现

（1）反复喘息、咳嗽、气促、胸闷，多与接触变应原、冷空气、物理或化学性刺激、呼吸道感染运动，以及过度通气（如大笑和哭闹）等有关，常在夜间和（或）凌晨发作或加剧。

（2）发作时双肺听诊可闻及散在或弥散性，以呼气相为主的哮鸣音，呼气相延长。

（3）上述症状和体征经抗哮喘治疗有效，或可自行缓解。

（4）排除其他疾病所引起的喘息、咳嗽、气促和胸闷。

2.不典型临床表现

临床表现不典型者（如无明显喘息或哮鸣音），在排除其他疾病所引起的喘息、咳嗽、气促和胸闷后，应至少具备以下1项。

（1）证实存在可逆性气流受限，如支气管舒张试验阳性。

（2）支气管激发试验阳性。

（3）最大呼气峰流量日间变异率（连续监测2周）≥13%。

（二）辅助检查

1.肺通气功能检测

这是诊断哮喘的重要手段，也是评估哮喘控制水平和病情严重程度的重要依据。全球哮喘防治创议强调，对于所有适龄小儿（通常为5岁及以上能按要求完成肺通气功能检测的小儿）在哮喘诊断及开始控制治疗前，应进行肺通气功能检测并定期随访。肺通气功能检测的主要指标是第1秒用力呼气容积(forced expiratory volume in one second, FEV_1)占预计值的百分比(正常为≥80%预计值)及 FEV_1/用力肺活量,近年来全球哮喘防治创议强调了 FEV_1/用力肺活量在哮喘诊断和评估中的重要性。

若反复咳嗽和(或)喘息的小儿,肺功能检查显示有阻塞性通气功能障碍,需结合病史尽早明确诊断,但是不能单纯以肺功能检测异常直接诊断哮喘。哮喘小儿在疾病的不同时期都可能出现程度不同的肺通气功能改变,常表现为 FEV_1 和 FEV_1/用力肺活量的降低。疑诊哮喘小儿出现肺通气功能降低,应尽可能进行支气管舒张试验,评估气流受限的可逆性和严重程度。

肺功能检测注意事项包括以下几点。

(1)检测时机、药物使用、身体状况、操作过程,以及检测(操作)技术规范与否都会影响测定结果。

(2)敏感评价指标的判定:根据临床实践、我国小儿数据、相关指南,建议以 FEV_1<80%预计值、FEV_1/用力肺活量<0.8 作为判断小儿哮喘气流受限的重要指标。虽然小气道功能指标变化的特异性和敏感性不如 FEV_1 和 FEV_1/用力肺活量,但其对哮喘患儿肺功能受损的远期转归有重要意义。

(3)小儿和成人患者均不能以峰流量仪检查替代肺通气功能检查。

(4)脉冲振荡检测是通过计算和分析不同振荡频率下气流阻力参数的分布,间接反映通气功能,测值的变异度大,应准确理解和评估检测指标的实际临床意义。

(5)潮气通气功能检查在评价哮喘小儿气流受限中的实际价值尚待进一步研究。

2.过敏状态评估

变应原致敏是小儿哮喘发生和发展的主要危险因素,尤其是吸入性变应原的早期(≤3岁)致敏是小儿发生持续性哮喘的主要高危预测因素之一。建议对疑诊哮喘的小儿尽可能进行变应原皮肤点刺试验或血清变应原特异性 IgE 测定,以评估其过敏状态和识别相关变应原,并有利于协助诊断及变应原规避措施和特异性免疫治疗方案的制订。

3.气道炎症指标检测

可通过诱导痰嗜酸性粒细胞分类计数和呼出气一氧化氮水平等无创检测手段,评估嗜酸性粒细胞性气道炎症状况。学龄期儿童通常能配合完成诱导痰检查,诱导痰嗜酸性粒细胞计数可在一定程度上反映气道的炎症状态。

4.胸部影像学检查

小儿哮喘胸部X线检查无特异性征象，但是对于诊断困难、治疗后症状控制不佳的患儿，适时进行胸部X线、胸部CT等检查，有利于鉴别诊断。

（三）病情评估

根据患儿临床表现和肺功能，将哮喘划分为急性发作期、慢性持续期和临床缓解期。

1.哮喘急性发作期的严重度分级

急性发作期是指喘息、气急、胸闷或咳嗽等症状突然发生，或原有症状加重，伴有呼气流量降低，常因接触变应原等刺激物、呼吸道感染或治疗不当所致。年龄≥6岁小儿哮喘急性发作期严重程度分为轻度、中度、重度和危重4级，年龄<6岁哮喘小儿的严重度仅分为轻度和重度。

2.哮喘非急性发作期的病情严重度分级

哮喘非急性发作期的严重度评估包括以哮喘控制水平分级为基础的临床评估和以肺通气功能测定为主的功能评估。哮喘控制水平的评估内容包括当前哮喘症状控制水平和未来风险（包括急性发作风险、持续性肺功能损害风险、缓解药的过度使用和药物相关不良反应风险等）的评估。哮喘控制水平又可分为良好控制、部分控制和未控制3个等级。肺通气功能测定可提供患儿气流受限严重程度的客观指标，并有助于预测疾病的远期转归，需定期检测。

3.哮喘临床评估工具

临床常用的评估工具有哮喘控制测试、儿童哮喘控制测试、儿童呼吸和哮喘控制测试。上述各类评估工具的适用年龄、主观性指标的量化评分范围、具有临床意义的变量差值均有所不同（表3-1），应根据患儿自身情况及条件，合理选用评估工具，定期评估。

表3-1　常用哮喘病情评估工具的比较

评估工具	年龄（岁）	评分范围	回顾期（周）
哮喘控制测试	≥12[a]	5～25分；≤19分控制不佳；变量≥3分具有临床意义	4[b]
儿童哮喘控制测试	4～11	5～25分；≤19分控制不佳；变量≥3分具有临床意义	4
儿童呼吸和哮喘控制测试	≤5	<80分控制不佳；≥80分哮喘控制；变量≥10分具有临床意义	4

注：[a]包含成人；[b]口服糖皮质激素为12个月。

四、鉴别诊断

鉴别诊断见表 3-2。

表 3-2 哮喘鉴别诊断

疾病	临床特征
反复病毒性呼吸道感染	反复咳嗽；流鼻涕（通常<10 天）；感染时伴轻微喘息；两次感染之间无症状
胃食管反流病	进食时或餐后咳嗽；反复肺部感染；特别是在大量进食后容易呕吐
异物吸入	在进食或玩耍期间剧烈咳嗽和（或）喘鸣；反复肺部感染和咳嗽；局部肺部体征
迁延性细菌性支气管炎	持续湿性咳嗽，抗菌药物治疗可有效，抗哮喘药物治疗无效
气管软化	哭吵、进食时或上呼吸道感染期间有单音调哮鸣音，可伴有双相喘鸣；剧烈咳嗽；自出生后经常出现症状
闭塞性细支气管炎	急性感染或肺损伤后，出现慢性咳嗽、喘息和呼吸困难，运动不耐受
肺结核	咳嗽伴低热、食欲缺乏、消瘦、盗汗；对常用抗菌药物治疗无反应；淋巴结肿大；有肺结核患者接触史
先天性心脏病	心脏杂音；哭吵、运动和进食时可有发绀；生长发育异常；声音嘶哑；心动过速；呼吸急促或肝大；可有吸气性喘鸣
囊性纤维化	出生后不久就开始咳嗽；反复肺部感染；生长发育异常（吸收不良）；可见杵状指（趾）及大量松散油腻的粪便
原发性纤毛运动障碍	咳嗽；反复肺部轻度感染；耳部慢性感染和脓性鼻涕；对哮喘治疗药物反应差；50%的儿童有内脏转位
血管环	往往存在持续性呼吸音异常或单音调哮鸣音，或吸气性喘鸣；症状严重者可以出现喂养困难和呼吸困难
支气管肺发育不良	主要见于早产婴儿；出生时体重低；出生时呼吸困难；需要长时间机械通气或吸氧
免疫缺陷病	反复发热和感染（包括非呼吸系统疾病）；生长发育异常

五、辨证论治

（一）急性发作期

1.寒性哮喘证

症状：咳嗽，气促，喉间哮鸣，痰白清稀呈黏沫状，鼻流清涕，形寒无汗，面色淡白，四肢不温，口不渴或渴喜热饮。舌质淡红，舌苔薄白或白腻。脉象浮滑，指纹红。

辨证要点：除喘咳气促、喉间哮鸣痰吼等哮喘发作的表现之外，还有风寒在表之象，如恶寒、无汗、鼻流清涕、脉浮紧等。

治法：温肺散寒，化痰定喘。

方剂：小青龙汤合三子养亲汤加减。

药物：炙麻黄、桂枝、干姜、芍药、炙甘草、细辛、法半夏、五味子、紫苏子、莱菔子、炒白芥子。

2.热性哮喘证

症状：咳喘哮鸣，声高息涌，痰稠色黄，发热面红，胸闷膈满，渴喜冷饮，小便黄赤，大便干燥或秘结。舌质红，舌苔黄腻。脉象滑数，指纹紫。

辨证要点：以咳嗽喘急，声高息涌，咳痰稠黄，身热咽红，舌红苔黄为特征。

治法：清热化痰，止咳定喘。

方剂：麻杏石甘汤或定喘汤加减。麻杏石甘汤偏于辛凉宣肺，适用于哮喘肺热有表证者；定喘汤清热化痰、止咳定喘，适用于哮喘痰热在里者。

药物：麻杏石甘汤包括炙麻黄、杏仁、炙甘草、生石膏。定喘汤包括炙麻黄、杏仁、紫苏子、白果、黄芩、法半夏、款冬花、桑白皮、甘草。

3.外寒内热证

症状：喘促气急，咳嗽哮鸣，痰稠色黄，鼻塞，喷嚏，流清涕，或恶寒、发热，咽红、口渴，大便干结，小便黄。舌质红，苔薄白或薄黄。脉浮紧或滑数，指纹浮红或沉紫。

辨证要点：以外有风寒之表证，内有痰热之里证为要点。外寒重者见恶寒怕冷，头痛身重，喷嚏，鼻塞流清涕；内热重者见热势较高，口渴引饮，咳痰黏稠色黄，便秘等症。

治法：解表清里，定喘止咳。

方剂：大青龙汤加减。

药物：炙麻黄、杏仁、炙甘草、生石膏、桂枝、生姜、大枣。

（二）慢性持续期

1.肺脾气虚证

症状：早晚轻喘或动则发喘，晨起痰咳，遇寒作嚏，自汗懒言，神疲乏力，食欲缺乏，大便黏腻不爽。舌质淡，苔白腻。脉沉滑，指纹淡。

辨证要点：此证为哮喘病势已缓，典型急性发作的气喘哮鸣症状已解除，但因正气虚弱，风痰残留所致。临床以咳喘减而未平，咳嗽痰多，面白少华，食欲缺乏，舌质淡，苔白腻为主要特征。

治法：补虚纳气，化湿除痰。

方剂：金水六君煎加减。

药物：当归、熟地黄、陈皮、法半夏、茯苓、甘草、生姜。

2.肾虚不纳证

症状：病程长，喘促迁延不愈，动则喘甚，面白少华，小便清长，形寒肢冷，尿频或小便清长，伴见咳嗽痰多，喉间痰鸣。舌质淡，舌苔白或腻。脉细弱，指纹淡滞。

辨证要点：此证病程长，缠绵难愈。常因久病及肾，肾不纳气所致。临床以咳嗽喘促、迁延不愈，动则喘甚，面白少华为特征。

治法：降气化痰，补肾纳气。

方剂：射干麻黄汤合都气丸加减。

药物：熟地黄、山药、山茱萸、茯苓、泽泻、牡丹皮、五味子、射干、炙麻黄、生姜、细辛、紫菀、款冬花、大枣、法半夏。

（三）临床缓解期

1.肺脾气虚证

症状：无喘促发作，面白少华，气短自汗，神疲懒言，形瘦或面黄，食欲缺乏，便溏，易于感冒，晨起咳嗽，咳嗽无力，时有痰鸣。舌质淡，苔薄白。脉细缓，指纹淡。

辨证要点：本证为哮喘哮鸣已消，气喘症除，但因肺气耗伤，表虚不固，平素多汗易感，常因感冒而引发哮喘。临床以面白少华，自汗，易于感冒，神疲乏力，食欲缺乏，舌质淡，苔薄白为主要特征。

治法：益气固表。

方剂：人参五味子汤合玉屏风散加减。

药物：人参、五味子、白术、茯苓、麦冬、炙甘草、炙黄芪、防风。

2.脾肾阳虚证

症状：无喘促发作，面色淡白无华，畏寒肢冷，动则气短，神疲乏力，大便清稀，遗尿或夜尿增多。舌质淡，苔薄。脉沉细，指纹淡。

辨证要点：本证为久哮伤肾，肾气不足、脾肾阳虚所致。临床以动则气短，畏寒肢冷，夜尿增多，舌淡苔薄为特征。

治法：补肾纳气。

方剂：金匮肾气丸。

药物：熟地黄、山药、山茱萸、茯苓、泽泻、牡丹皮、桂枝、附子。

3.肺肾阴虚证

症状：无喘促发作，时有咳嗽，干咳或咯痰不爽，面色偏红，形体消瘦，口干心烦，多语多动，手足心热，便干尿赤。舌红少津，舌苔花剥。脉细数，指纹淡红。

辨证要点：本证见于素体阴不足或病久长期使用温阳之品，暗耗肺肾之阴者。临床以干咳，面色偏红，形体消瘦，口干心烦，舌红少津，舌苔花剥，脉细数为特征。

治法：滋阴补肾。

方剂：六味地黄丸加减。

药物：熟地黄、山药、山茱萸、茯神、泽泻、牡丹皮、麦冬、五味子。

六、其他治法

（一）贴敷疗法

本法适用于小儿哮喘各个证型。

药物组成：紫苏子、细辛各 10 g，炒白芥子、红花、甘遂各 5 g。

具体操作：以上药物共研成细末，用温开水调成膏状，加入少许生姜汁，根据不同证型分别敷贴于肺俞、定喘、大椎、肾俞、足三里，每穴贴药时间为 3～6 小时，5～7 天为 1 个疗程。寒性哮喘取膻中、肺俞、风门等；热性哮喘取大椎、大杼、膻中、中府等；虚实夹杂哮喘取肺俞、膈俞、脾俞、肾俞、膻中等。

（二）耳穴疗法

本法适用于哮喘各个证型。

主穴：肝、肺、气管、神门。

配穴：肺脾虚弱者可加脾，肾气不足者可加肾。

具体操作：用酒精棉球消毒局部耳郭，然后将王不留行籽粘于小胶布上，按压在上述穴位上，用拇指、示指持续按揉，局部有明显胀、热、痛感觉为止。每次贴压一侧耳穴，左右耳穴轮流贴压，每次贴压耳穴 1 周，5～7 次为 1 个疗程。

（三）拔罐疗法

本法适用于各个证型。

部位：背部膀胱经、肺俞。

具体操作：让患儿俯卧，沿督脉及膀胱经行闪罐法，顺背部经脉循行方向走罐 3～5 次，然后在双肺俞穴位处留罐 5 分钟，每天治疗 1 次，5～7 天 1 个疗程。

（四）体针疗法

取穴：①发作期，定喘、天突、内关。咳嗽痰多者，加膻中、丰隆。②缓解期，大椎、肺俞、足三里、肾俞、关元、脾俞。

具体操作：每次取 3～4 穴，留针 5～10 分钟，每个穴位灸 3～5 分钟，隔天 1 次。

(五)灸法

主穴:肺俞、风门、足三里。

配穴:肺脾气虚者,加中脘、脾俞;脾肾阳虚者,加关元、肾俞、脾俞;痰多者,加天突、膻中。

具体操作:采用艾条温和灸法,每穴灸5分钟,每天1次,连续灸治1～2周。

第五节 肺 炎

一、概述

肺炎是小儿的一种常见病,尤多见于婴幼儿,也是婴幼儿时期主要死亡原因,更是目前5岁以下小儿感染性疾病病死的第一位原因。本病一年四季均可发生,但多见于冬春季节;任何年龄小儿均可患病,年龄越小,发病率越高。肺炎的预后一般与年龄的大小、体质的强弱、受邪的轻重及护理适当与否有密切的关系。若能早期、及时治疗,则预后良好。年龄幼小、体质虚弱者常反复发作,迁延难愈。

二、病因病机

本病的发病原因,外因责之于感受风邪,内因责之于肺脏娇嫩;当其他疾病影响肺脏时,也可发生本病。风邪无论由皮毛还是口鼻而入,皆可犯肺。邪气闭肺,肺失宣发肃降,故可见发热、恶寒、咳嗽等症状。由于小儿体质特点,临床以风热闭肺常见,风寒闭肺较少或为之短暂。若邪在肺卫不解,化热入里,炼液成痰,痰热互结,闭阻肺络,肺气郁闭,则出现本病典型临床表现如发热、咳嗽、气促、鼻翕、痰鸣等。此外虽然病变部位主要在肺,但也常累及脾,亦可内窜心、肝。而痰热既是病理产物,也是重要的致病因素,其病理机制主要是肺气郁闭之演变。

三、诊断

(一)症状

本病起病较急,发热、咳嗽、喘息是最常见的症状,病毒性肺炎常出现喘息。持续发热伴咳嗽超过5天,应警惕肺炎的可能。病情严重时,常见喘促不安、烦躁不宁、面色苍白、发绀、高热不退。新生儿患肺炎常以不乳、精神萎靡、口吐白沫等症状为主，而无上述典型表现。小于 2 月龄的婴儿可无发热，表现为吐沫、屏气（呼吸暂停）或呛咳。年长儿可有胸痛，咯血少见。

（二）体征

呼吸增快和湿性啰音提示肺炎，尤其是婴幼儿，支原体肺炎多无啰音。呼吸频率增快标准：平静时观察 1 分钟，小于 2 月龄者≥60 次/分；2 月龄至 1 岁者≥50 次/分；1～5 岁者≥40 次/分；5 岁以上者≥30 次/分。随着病情加重，出现呼吸浅快、胸壁吸气性凹陷、鼻翕、三凹征、呻吟和发绀，可有烦躁、萎靡、嗜睡、拒食等。

（三）影像学检查

1.胸部 X 线检查

一般状况良好的门诊患儿可不进行胸部 X 线检查，对改善预后无明显影响。病情严重、考虑有并发症或临床表现不典型者，需早期行胸部 X 线检查。

2.CT 检查

不推荐常规行胸部 CT 检查，有以下情况时建议行低剂量胸部 CT 检查：临床表现与胸片不一致时；怀疑气道和肺部畸形、有严重并发症等情况时；疗效不佳，需要排除其他疾病时，如间质性肺疾病、肺结核等。一般无须进行增强 CT 检查，但当临床疑诊血管畸形、肺部畸形、肿瘤或评价严重并发症等时，建议直接进行胸部增强 CT 扫描。

（四）病原学检查

1.细菌学检查

（1）血和胸腔积液细菌培养：是细菌性肺炎的确诊依据，疑似重症细菌性感染者应尽早进行血细菌培养，合并胸腔积液的患儿应抽取胸腔积液进行细菌涂片检查与培养。

（2）痰涂片和培养：有一定的参考价值，是目前临床最常用的方法。痰液必须合格，采用痰液半定量培养方法，如有优势菌生长可考虑为致病菌。

（3）支气管肺泡灌洗液细菌培养：是明确细菌性肺炎的重要依据，因是有创性检查方法，不推荐用于所有肺炎的病原学检查，对于常规治疗无效的肺炎、非常见的重症肺炎、免疫功能低下等患儿可进行支气管肺泡灌洗液细菌培养。

不推荐咽拭子或鼻咽吸出物细菌培养作为细菌性肺炎的诊断依据。

2.病毒学检查

（1）鼻咽分泌物病毒抗原检测：通过免疫酶标或免疫荧光技术检测鼻咽部脱

落细胞中的病毒抗原，是目前临床最常用的可靠方法，可用于早期快速病原诊断。

(2)鼻咽分泌物病毒核酸检测：应用聚合酶链反应技术或核酸杂交技术测定脱落细胞中特定病毒的DNA或RNA，可用于早期诊断。

(3)血清特异抗体：呼吸道病毒感染后，特异IgM出现较早，因而病毒特异IgM的测定可作为病毒感染快速诊断的参考方法。

3.支原体检查

(1)血清学检查：①急性期和恢复期双份血清特异性IgG抗体检测。抗体4倍以上升高是肺炎支原体感染的确诊依据，但无早期诊断价值。②血清特异性IgM抗体检测。推荐颗粒凝集法，IgM＞1∶160有诊断价值。目前，有快速肺炎支原体抗体定性初筛方法，如胶体金法等，对早期诊断有一定特异性，但敏感性不足。

(2)肺炎支原体DNA或RNA检测：可采集咽拭子或支气管肺泡灌洗液标本进行早期诊断。

(五)实验室检查

1.血常规检查

外周血白细胞计数和中性粒细胞计数比例升高常提示细菌性肺炎，特别是革兰阳性球菌肺炎，这是初步鉴别细菌感染及判断病情轻重的最基本指标。但重症细菌感染时，白细胞计数和中性粒细胞计数比例可明显下降，可有核左移。白细胞计数和中性粒细胞比例在细菌感染早期和轻症细菌感染时可以正常，病毒感染时也可升高，多数难治性支原体肺炎中性粒细胞计数比例升高。

2.C反应蛋白检查

起病3天内，C反应蛋白浓度升高常提示细菌性肺炎，升高程度与感染严重度密切相关，有效治疗后可下降。这是鉴别感染种类、判断病情轻重及评估治疗反应最常用的指标。细菌感染早期、轻症感染或迁延性细菌感染时可以正常；多数难治性支原体肺炎尤其是重症肺炎，C反应蛋白浓度多在起病4天后升高。重症病毒感染如流感病毒、腺病毒肺炎等也可在病程中升高。

3.降钙素原检查

降钙素原水平升高是判断细菌性肺炎及其是否合并脓毒症的重要指标，但仍有其局限性，轻度细菌感染者可正常。

4.其他检查

住院患儿可进行血气分析、肝肾功能、电解质等检查。

(六)并发症

1.肺内并发症

肺内并发症包括胸腔积液或脓胸、气胸、肺脓肿、坏死性肺炎、支气管胸膜瘘、急性呼吸窘迫综合征及急性呼吸衰竭等。

2.肺外并发症

肺外并发症包括脓毒症、脓毒性休克、迁延性病灶(心包炎、心内膜炎、脑膜炎、脑脓肿、脓毒症性关节炎、骨髓炎)、病毒性脑病、溶血性尿毒综合征等。

(七)病情判断

肺炎患儿出现严重的通换气功能障碍或肺内外并发症,为重症肺炎。重症肺炎病死率高,并可遗留后遗症,需及早识别,推荐以下判断指标。

(1)2 月龄至 5 岁的小儿,需在家庭、门急诊进行快速临床评估,以便将门急诊和院前阶段存在潜在风险的肺炎危重症患儿早期识别出来,可使用世界卫生组织标准。出现下胸壁吸气性凹陷、鼻翼翕动或呻吟之一表现者,为重症肺炎;出现中心性发绀、严重呼吸窘迫、拒食或脱水征、意识障碍(嗜睡、昏迷、惊厥)之一表现者,为极重度肺炎。在临床实践中,也要结合面色和精神反应未分析,若出现面色苍白或发灰,对周围环境反应差也视为重症表现。

(2)病情严重度需根据年龄、临床症状和影像学表现等评估,见表 3-3。

表 3-3　儿童肺炎病情严重度评估

评估项目	轻度	重度
一般情况	好	差
意识障碍	无	有
低氧血症	无	发绀;呼吸增快,呼吸频率≥70 次/分(婴儿),呼吸频率≥50 次/分(>1 岁儿);辅助呼吸(呻吟、鼻翕、三凹征);间歇性呼吸暂停;氧饱和度<92%
发热	未达重度标准	超高热,持续高热>5 天
脱水征/拒食	无	有
胸部 X 线检查或胸部 CT 检查	未达重度标准	≥2/3 一侧肺浸润、多叶肺浸润、胸腔积液、气胸、肺不张、肺坏死、肺脓肿
肺外并发症	无	有
标准	上述所有情况都存在	出现以上任何一种情况

注:炎性指标可以作为评估严重度的参考。

四、鉴别诊断

（一）气道疾病

气道疾病包括哮喘、气道软化和狭窄合并气道感染、迁延性细菌性支气管炎、肺炎支原体等感染性细支气管炎。根据喘息和肺部喘鸣音以及对速效支气管扩张剂的反应、有无双相喘鸣音、胸部X线检查表现、抗菌药物治疗反应等，进行鉴别。肺炎支原体引起的细支气管炎是近年认识到的一种少见感染类型，大多数有喘息，重者出现呼吸困难，容易遗留闭塞性细支气管炎和支气管扩张后遗症，易与肺炎混淆。

（二）非感染性肺部疾病

非感染性肺部疾病包括吸入性肺炎、弥散性间质性肺疾病、弥漫性肺泡出血综合征等疾病。根据有无胃肠道疾病、神经肌肉疾病等可引起吸入的基础疾病及胸部影像学表现等，鉴别是否为吸入性肺炎；根据有无贫血及弥散性病变等，鉴别是否为弥散性肺泡出血综合征；根据病史、临床表现及弥漫性间质病变等，鉴别是否为间质性肺疾病。

（三）肺结核

肺结核包括原发性肺结核、继发性肺结核及结核性胸膜炎。根据临床表现和影像学检查有无纵隔、肺门及隆突下淋巴结肿大，鉴别是否为原发性肺结核；根据临床表现及影像学检查有无空洞和支气管播散病灶，鉴别是否为继发性肺结核；根据临床表现、胸腔积液检查及影像学检查有无肺结核表现和肺实变，鉴别是否为结核性胸膜炎。

五、辨证论治

（一）风热闭肺证

本证多见于肺炎初期的患儿。

症状：发热重，恶寒轻，咳嗽，气促；痰稠色黄，咽红；舌质红，苔薄白或薄黄，脉浮数，指纹青紫。

辨证要点：发热，咳嗽，气促，咽红；舌红，苔薄黄，脉浮数，指纹浮紫。

治法：辛凉开闭，宣肺止咳。

方剂：银翘散合麻杏石甘汤加减。

药物：金银花、连翘、炙麻黄、炒杏仁、生石膏、芦根、鱼腥草、甘草。

(二)风寒闭肺证

本证多见于肺炎初期的患儿。

症状:恶寒发热,无汗不渴,咳嗽气促;痰稀色白,或夹有白色泡沫;舌质淡红,苔薄白,脉浮紧,指纹浮红。

辨证要点:恶寒、发热,呛咳气促,无汗;舌淡红,舌苔薄白,脉浮紧,指纹浮红。

治法:辛温开闭,宣肺止咳。

方剂:华盖散加减。

药物:炙麻黄、炒杏仁、紫苏子、陈皮、茯苓、白前、甘草。

(三)痰热闭肺证

本证多见于肺炎极期或重症患儿。

症状:壮热烦躁,喉间痰鸣;痰稠色黄,气促喘憋,鼻翼翕动,或发绀;舌质红,苔黄腻,脉滑数,指纹紫。

辨证要点:高热不退,咳嗽,气急鼻翕,痰黄黏稠,面赤口渴;舌红,苔黄腻,脉滑数,指纹紫。

治法:清热涤痰,开肺定喘。

方剂:五虎汤加减。

药物:炙麻黄、炒杏仁、生石膏、细辛、葶苈子、莱菔子、瓜蒌、鱼腥草、甘草。

(四)湿热闭肺证

本症多见于肺炎极期患儿。

症状:身热缠绵,咳嗽痰多,胸脘满闷,恶心,食欲缺乏,大便黏腻,头身困重,汗出不畅;舌苔黄厚腻,脉滑数,指纹紫。

辨证要点:病程缠绵,发热咳喘,纳呆,便溏不爽;舌苔黄厚腻,脉滑数,指纹紫。

治法:清热祛湿,化痰开闭。

方剂:甘露消毒丹合三仁汤加减。

药物:茵陈、藿香、炒杏仁、薏苡仁、白蔻仁、连翘、黄芩、青蒿。

(五)毒热闭肺证

本证多见于肺炎极期或重症患儿。

症状:高热持续,咳嗽剧烈,气促鼻翕,喘憋,涕泪俱无,鼻孔干燥,面赤唇红,烦躁口渴,小便短黄,大便秘结;舌红芒刺,苔黄糙,脉洪数,指纹紫。

辨证要点:高热炽盛,咳嗽喘憋,烦躁口渴,涕泪俱无,小便短黄,大便秘结;

舌红芒刺，苔黄糙，脉洪数。

治法：清热解毒，泻肺开闭。

方剂：黄连解毒汤合麻杏石甘汤加减。

药物：黄连、黄芩、炒栀子、炙麻黄、炒杏仁、生石膏、知母、芦根、甘草。

（六）阴虚肺热证

本证多见于肺炎恢复期的患儿。

症状：咳嗽少痰或无痰；低热盗汗，口干口渴，面色潮红，病程较长；舌质红，苔少或花剥，脉细数，指纹紫。

辨证要点：病程较长，干咳少痰；舌红少津，舌苔花剥、少苔或无苔，脉细数。

治法：养阴清肺，润肺止咳。

方剂：沙参麦冬汤加减。

药物：沙参、麦冬、百合、百部、玉竹、枇杷叶、五味子。

（七）肺脾气虚证

本证多见于肺炎恢复期的患儿。

症状：咳嗽无力，痰多；低热起伏不定，面色少华，神疲倦怠，动则汗出，食欲缺乏，便溏；舌质淡，苔薄白或腻，脉细弱无力，指纹淡红。

辨证要点：咳嗽无力，面白少华，多汗，食欲缺乏，大便溏；舌质偏淡，舌苔薄白，脉细无力，指纹淡红。

治法：补肺健脾，益气化痰。

方剂：人参五味子汤加减。

药物：人参、白术、茯苓、五味子、麦冬、陈皮、法半夏、甘草。

六、其他治法

（一）推拿疗法

基础手法：补脾经、清肺经、清天河水、退六腑、运内八卦、推三关、按揉天突、揉膻中穴、揉肺俞各 100 次。

配穴：风寒闭肺者，加推三关、掐揉二扇门各 100 次；风热闭肺者，加清天河水 100 次，揉太阳、开天门各 50 次；肺脾气虚者，加揉关元、足三里各 100 次；阴虚肺热者，加揉二马、三阴交各 100 次；久咳体虚喘促者，加补肾经 100 次、捏脊 6 遍。每天 1 次，5 天为 1 个疗程。

（二）拔罐疗法

选穴：肺俞穴加阿是穴（听诊啰音较多的部位）。

具体操作：患儿取俯卧位，暴露背部。施术者使用95%乙醇棉球，采用闪火法将火罐置于肺俞及听诊啰音明显处，留罐5分钟后起罐，每天1次。

(三)灌肠疗法

本法适合于风热闭肺、痰热闭肺和毒热闭肺证。

药物组成：黄芩10 g，鱼腥草15 g，桃仁10 g，桑白皮10 g，杏仁10 g，枇杷叶10 g，麦冬10 g，瓜蒌10 g，柴胡10 g。

具体操作：将以上药材用水煎煮至200 mL备用，每天2次保留灌肠，疗程为3～7天。

(四)中药雾化疗法

药物组成：①风邪犯肺证，三拗汤加减，包括麻黄4 g、杏仁8 g、甘草3 g、防风10 g、生姜10 g、连翘10 g。②痰热闭肺证：麻杏石甘汤加减，包括麻黄4 g、杏仁10 g、甘草3 g、石膏18 g、知母10 g、胆南星10 g、竹茹10 g、石菖蒲10 g、葶苈子12 g、紫苏子10 g、浙贝母10 g。③肺脾气虚证：人参五味子汤加减，包括人参15 g、白术12 g、茯苓15 g、五味子8 g、麦冬10 g、甘草3 g、怀山药15 g。

具体操作：每剂药加适量水，煎取300 mL，分为10等份，每次取1份，置于超声雾化器内雾化，口含吸嘴将药物吸入。每次20～25分钟，每天2次，7天为1个疗程。

(五)贴敷疗法

1.肺炎初期

药物组成：麻黄5 g，杏仁5 g，甘草5 g，桔梗5 g，前胡5 g，桃仁10 g，百部6 g，僵蚕5 g。

具体操作：上述药物研为细末，取适量，用水调成糊状，用贴膏贴敷于肺俞穴、膻中穴、定喘穴，每天1次，连用7天。

2.肺炎初期、中期

药物组成：当归30 g，川芎30 g，红花30 g，乳香15 g，没药15 g，肉桂12 g，丁香16 g，赤芍30 g，透骨草30 g。

具体操作：上述药物研末过筛，混合均匀备用。每次取用约30 g药物，用食醋调成糊状，干湿适中，涂在穴位贴上，厚度约2 mm，贴敷部位为双侧肺俞穴及背部肺底部湿啰音听诊显著处。4～6小时取下，如有明显发热及瘙痒者可提前取下。每天1次，7天为1个疗程。

3.肺炎初期、中期

药物组成:大黄、芒硝、蒜泥,比例为 4∶1∶4。

具体操作:上述药物研末,加入适量温开水,调成糊状,每次取 30～50 g,均匀地平摊在敷料上。患儿取俯卧位或侧卧位,暴露敷药部位。医师将药物敷贴在听诊湿啰音密集的体表部位,贴敷时间 30 分钟左右,每天 1 次,连续 3 天。

4.肺炎恢复期

药物组成:炒白芥子、丁香、前胡、桃仁、肉桂各 5 g,细辛 1.5 g。

具体操作:上述药物研末,用凡士林调和,敷于肺俞、膻中等穴位处。

(六)中药离子导入疗法

药物组成:①风热闭肺,蜜麻黄 8 g、杏仁 8 g、生石膏 15 g、金银花 10 g、连翘 12 g、薄荷 10 g、桔梗 15 g、前胡 12 g、桑叶 10 g 等。②痰湿阻肺,炙麻黄 10 g、杏仁 8 g、白前 10 g、陈皮 15 g、半夏 6 g、茯苓 15 g、甘草 5 g、苍术 10 g、厚朴 10 g、枇杷叶 15 g 等。

具体操作:将中药浓煎剂以棉纱垫浸渗后置于电极片,接通电源,选择导入治疗方式,选择治疗时间 20 分钟,选择好温度、强度,然后将电极片固定在双侧肺俞穴上,选择开始即可进行治疗。每天 1 次,3～7 天为 1 个疗程。

第六节　反复呼吸道感染

一、概述

反复呼吸道感染是小儿常见的临床疾病,是指 1 年以内发生次数,超出正常范围的上、下呼吸道感染。我国一项反复呼吸道感染流行病学调查显示,学龄前小儿反复呼吸道感染的发生率高达 23.91%,其中反复上呼吸道感染和反复下呼吸道感染发生率分别为 11.73%和 17.64%。反复呼吸道感染严重影响患儿身心健康及生活质量,对家庭、社会造成一定的经济负担,对儿科医疗系统造成巨大压力。

中医学无“反复呼吸道感染”的病名记载,但古医籍中有颇多相关论述,依据其病因病机及症状表现可归属于“虚人感冒”“咳嗽”“伤风”“复感儿”等范畴。

二、病因病机

小儿反复呼吸道感染多因正气不足，卫外不固，造成复感外邪，邪毒久恋，稍愈又作，呈往复不已之势。小儿禀赋不足、体质柔弱是发病的内因，形成的原因很多，可为父母体弱多病或在妊娠时患各种疾病，或因早产、双胎、胎气弱等引起。外因或喂养不当，调护失宜；少见风日，不耐风寒；用药不当，损伤正气。

三、诊断

（一）诊断思路

对于反复呼吸道感染患儿首先区分是反复上呼吸道感染、反复下呼吸道感染，还是两者皆有。

反复上呼吸道感染多与免疫功能不成熟或低下、护理不当、进入托幼机构的起始阶段、环境因素（居室污染和被动吸烟）、营养因素（微量元素缺乏、营养不良）有关，部分小儿与慢性病灶有关，如慢性扁桃体炎、慢性鼻窦炎和鼻炎等，进一步检查包括血常规检查、微量元素和免疫功能检查、鼻旁窦 X 线检查、耳鼻喉的详细检查等。

反复下呼吸道感染患儿应详细检查基础疾病。首先应该根据胸部 X 线检查表现区分是反复、持续的单一部位还是多部位的下呼吸道感染。反复单一部位的下呼吸道感染，第一步应进行支气管镜检查，可达到诊断和治疗支气管异物的目的，也可发现其他的腔内阻塞或某些先天气道发育异常。如果支气管镜正常或不能显示，胸部增强 CT 检查和气管、血管重建可以明确管外压道、远端支气管腔阻塞及先天性肺发育异常。对于多部位的下呼吸道感染，应该考虑反复吸入、免疫缺陷病、支气管发育异常、肺发育异常、先天性心脏病、原发性纤毛运动障碍等疾病，进行相应的检查。另外，反复肺炎患儿需与肺结核、特发性肺含铁血黄素沉着症、变应性肺泡炎等疾病相鉴别。

（二）诊断标准

对于急性呼吸道感染患儿应仔细询问近 1 年反复呼吸道感染的次数，根据诊断标准，判断是否符合反复呼吸道感染。

(1)0～2 岁小儿，每年上呼吸道感染次数≥7 次，患气管、支气管炎次数≥8 次，或者患肺炎次数≥2 次；2～5 岁小儿，每年上呼吸道感染次数≥6 次，患气管、支气管炎次数≥2 次，或者患肺炎次数≥2 次；5～14 岁小儿，每年上呼吸道感染次数≥5 次，患气管、支气管炎次数≥2 次，或者患肺炎次数≥2 次。

(2)两次要间隔 7 天以上。

(3)若上呼吸道感染次数不足,可加下呼吸道感染次数;反之则不成立。需观察 1 年。

四、鉴别诊断

(一)哮喘

哮喘常因呼吸道感染诱发,因此常被误诊为反复支气管炎或肺炎。鉴别点主要是哮喘患者往往有家族史,患儿多为特应性体质如易患湿疹、变应性鼻炎,肺部可多次闻及喘鸣音,变应原筛查阳性,肺功能检查可协助诊断。

(二)肺结核

小儿肺结核临床多以咳嗽和发热为主要表现,如纵隔淋巴结明显肿大可压迫气管、支气管出现喘息症状,易于误诊为反复肺炎和肺不张。临床主要通过结核接触史、卡介苗接种史和结核菌素试验,以及肺 CT 检查上有无纵隔和肺门淋巴结肿大等进行鉴别。

五、辨证论治

(一)肺脾气虚证

症状:反复外感,面黄少华,形体消瘦,肌肉松软,动则多汗,少气懒言、食少纳呆,或大便溏薄,唇口色淡。舌质淡,苔薄白,脉无力,指纹淡。

治法:补肺固表,健脾益气。

方剂:玉屏风散合六君子汤加减。

药物:黄芪、白术、党参、山药、牡蛎、陈皮、防风。

(二)营卫失调证

症状:反复外感,恶风、畏寒,面色少华,四肢欠温,多汗易汗、汗出不温;舌淡红,苔薄白,脉无力,指纹淡红。

治法:温卫和营,益气固表。

方剂:黄芪桂枝五物汤加减。

药物:黄芪、桂枝、白药、炙甘草、大枣。

(三)脾肾两虚证

症状:反复外感,面色萎黄或面白少华,形体消瘦,肌肉松弛,鸡胸龟背,腰膝酸软,形寒肢冷,发育落后,乏力气短,多汗易汗,食少纳呆,大便溏烂、食后即泻或五更泻，夜尿多；舌质淡，苔薄白，脉沉细无力，指纹淡红。

治法：温补肾阳，健脾益气。

方剂：金匮肾气丸合理中丸。

药物：附子、桂枝、熟地黄、山药、山茱萸、泽泻、茯苓、牡丹皮、干姜、人参、白术、炙甘草。

（四）肺脾阴虚证

症状：反复外感，面色潮红，或额红少华，皮肤不润，唇干口渴，盗汗自汗，手足心热，大便干结；舌红少苔或花苔，脉细数，指纹淡红。

治法：养阴润肺，益气健脾。

方剂：生脉散合沙参麦冬汤加减。

药物：人参、麦冬、五味子、桑叶、南沙参、玉竹、扁豆、天花粉。

六、其他治法

（一）推拿疗法

基础手法：捏脊疗法是通过刺激背部督脉和足太阳膀胱经，疏通经络，调整阴阳，促进气血运行，改善脏腑功能，起到标本兼治的作用。

操作方法：患儿俯卧，背部保持平直，放松。医师立于患儿左侧，双手半握拳，两示指抵于脊骨之上，两拇指垂直，自尾骨端的长强穴起，沿督脉向上捏至风府穴，每天 1 次。开天门、推坎宫、运太阳、揉耳后高骨各 30～50 次，分手阴阳 50 次，运内八卦 100～200 次，摩腹 100～200 次，捏脊 4～6 遍。气虚质者，加推三关 100～200 次，补脾经 100～300 次，按揉气海 100～200 次，按揉足三里 100～300 次；阴虚体质者，加补肾经 100～200 次，退六腑 100～300 次，揉二马 100～200 次，揉涌泉 100～300 次；湿热质者，加清天河水 100～300 次，清胃经 100～300 次，揉涌泉 100～200 次，推下七节骨 100～200 次，推脾经 100～300 次。

疗程：每天或者隔天 1 次，6 次为 1 个疗程，每个疗程完成后宜间隔 1～2 周继续下 1 个疗程治疗；1 个干预周期以 4 个疗程为宜。

（二）贴敷疗法

本法可运用伏九贴敷疗法进行治疗。伏九贴敷疗法具有扶正祛邪、温化寒饮作用，在防治肺脾气虚的反复呼吸道感染方面具有独特的优势。

制作方法：取甘遂、细辛、延胡索、白芥子等药物，研末以姜汁、蜂蜜调和。

穴位选取：膻中、肺俞、定喘穴。

贴敷时间：每年夏季初伏、二伏、三伏各贴 1 次，每次贴 4～6 小时，共 3 次。

疗程：连贴 3 年。

(三)香佩疗法

香佩疗法是一种通过药物挥发的芳香气味、药物本身的治疗作用和对局部经络穴位的刺激来防治疾病的方法。

制作方法：将黄芪、苍术、白芷、藿香、佩兰、白豆蔻、丁香、陈皮、冰片等药物粉碎后，用透气性强的特制布袋包装制成香佩包。

用法：白天把香包挂在胸前距鼻腔 15 cm 左右处，晚间置于枕边，每周更换 1 次，连续佩戴 4 周。

第四章 儿科消化系统常见疾病

第一节 口　　炎

一、概述

口炎是指各种感染引起的口腔黏膜炎症，多见于婴幼儿，可单独发生，也可继发于全身疾病，如急性感染、腹泻、营养不良、久病体弱和维生素C缺乏等。除真菌感染所致的鹅口疮外，单纯疱疹病毒Ⅰ型感染引起的疱疹性口炎最为多见，因此本节内容讨论的口炎主要指疱疹性口炎。疱疹性口炎多见于6岁前小儿，特别是6个月至2岁小儿，有自限性。

口炎属于中医学“口疮”的范畴。

二、病因病机

中医认为口炎多由风热乘脾，心脾积热，或虚火上炎所致。其病位在心、脾、胃。脾开窍于口，心开窍于舌，胃经络齿龈。外感风热之邪，内应于脾胃，风热夹毒上乘于口，而发为口疮；调护失宜，喂养不当，邪热内积心脾，心火上炎，外发为口疮；素体虚弱或久病久泻，气阴两虚，虚火上炎，熏灼口舌而生疮。

三、诊断

主要依据临床症状及体征，即可明确诊断，如有必要可进行实验室检查。

(一)临床症状及体征

患儿通常有与疱疹患者接触史，潜伏期4～7天，起病急，有发热、烦躁、拒食、流涎、全身肌肉疼痛等急性症状。好发于唇红部，以及邻近口周皮肤和口腔黏膜。经过1～2天前驱期，黏膜广泛充血水肿，游离龈、附着龈呈现特征性急性炎症损害。黏膜可呈现散在或成丛的小水疱，周围有红边。初起时发痒，继而有痛感。水疱很快溃破，形成浅溃疡。全身症状或轻或重，所属淋巴结有时略肿大。发生在口腔黏膜的婴幼儿，常因拒食啼哭才被发现。该病有自限性，病程7～10天。

（二）实验室检查

白细胞计数及中性粒细胞计数比例升高，提示细菌感染；白细胞计数正常或降低，中性粒细胞计数比例降低，淋巴细胞计数比例升高，提示病毒感染。

四、鉴别诊断

（一）疱疹性咽峡炎

本病为柯萨奇病毒A4引起，全身症状轻，小儿多见，有流行病史。口腔病损主要分布在口腔后部，如软腭、悬雍垂等口咽部位，口腔前部很少受累。

（二）手足口病

手足口病是由肠道病毒引起的传染性疾病。常见的病原微生物是柯萨奇病毒A16型及肠道病毒71型。病程通常5～7天，溃疡多位于舌、颊部及硬腭，很少侵犯牙龈；手掌、足底、臀及臂部可见丘疹及水疱。多数症状轻，预后良好。少数重症患儿会出现病情进展迅速，在发病1～5天出现脑膜炎、脑炎、脑脊髓炎、肺水肿、循环障碍等疾病。极少数病例病情危重，可致病死，需注意识别危重症患儿。

五、辨证论治

（一）风热乘脾证

症状：口腔溃疡较多见，以口颊、上腭、齿龈、口角等处溃烂为主，亦可先见疱疹，继而破溃后形成溃疡，周围焮红，疼痛拒食。饮食困难，烦躁多啼，口臭涎多，面赤口渴，小便短赤，大便秘结，或伴发热恶风，咽红肿痛，舌质红、苔薄黄，脉浮数或指纹浮紫。

辨证要点：以口颊、上颚、齿龈、口角溃烂为主，口臭，涎多，舌质红、苔薄黄，脉浮数或指纹浮紫。

治法：疏风清热。

方剂：银翘散加减。

药物：金银花、连翘、薄荷（后下）、淡竹叶、芦根、牛蒡子、桔梗、荆芥、淡豆豉、甘草。

(二)心火上炎证

症状:口腔溃疡或糜烂,以舌边尖为多,红肿灼热,疼痛较重,饮食困难,甚至拒食,心烦不宁,叫扰啼哭,面赤唇红,口干,或伴发热,小便短赤,大便干结,舌边尖红、苔薄黄,脉数或指纹紫滞。

辨证要点:舌上、舌边溃疡,心烦不宁,小便短赤,舌边尖红、苔薄黄,脉数或指纹紫。

治法:清心泻火。

方剂:泻心导赤汤加减。

药物:黄连、生地黄、淡竹叶、通草、连翘、玄参、甘草。

(三)脾胃积热证

症状:颊内、上腭、唇角、齿龈等处黏膜出现破损溃烂,色白或黄,呈圆形或椭圆形,溃疡较深,大小不一,有的融合成片,甚则满口糜烂,边缘鲜红,灼热疼痛,甚则拒食,饮食困难,口臭,涎多黏稠,或伴发热,面赤唇红,烦躁不安,小便短赤,大便秘结,舌质红、苔黄,脉数或指纹紫滞。

辨证要点:溃疡较深,甚则满口糜烂,边缘鲜红,灼热疼痛,口臭、涎多而黏稠,面赤烦躁,小便短赤,大便秘结,舌质红、苔黄,脉数或指纹紫滞。

治法:泻火解毒,通腑泻火。

方剂:凉膈散加减。

药物:连翘、黄芩、栀子、大黄(后下)、玄明粉(冲服)、薄荷(后下)、甘草、蜂蜜。

(四)虚火上浮证

症状:口腔溃疡较少,稀散色淡,周围淡红,疼痛不显,口流清涎,不甚臭秽,口干不渴,颧红盗汗,手足心热,虚烦不寐,神气困乏,大便偏干,或伴饮食受限,经久不愈,舌红、少苔,脉细数或指纹淡紫。

辨证要点:口腔溃疡较少,色淡痛轻,颧红虚烦,反复发作,经久不愈,大便偏干,舌红少苔,脉细数或指纹淡紫。

治法:滋阴降火,引火归元。

方剂:知柏地黄丸。

药物:熟地黄、山茱萸、山药、茯苓、牡丹皮、泽泻、知母、黄柏。

六、其他治法

(一)推拿疗法

本法适用于疱疹性口炎各证。

推补肾水，清天河水，揉总筋，揉小天心，揉小横纹，推四横纹，清板门，清肺经，揉二人上马。若伴有发热，揉小天心后加一窝风穴，且需提前操作。口疮较轻，患儿不甚烦躁者，每天可推拿2次；口疮疼痛较剧者，每天可推拿4次。

（二）贴敷疗法

本法适用于疱疹性口炎各证。

1.方案1

药物组成：黄连、吴茱萸各3～5 g。

具体操作：以上两味药共研为末，用醋调成糊状敷于两足心涌泉穴，每天1次，可睡前敷，晨起揭掉，连敷3～7天。

2.方案2

药物组成：巴豆2粒。

具体操作：巴豆去皮，捣碎成泥饼状，敷于印堂穴。约2小时患儿潮红处会起水疱，3天后水疱破裂、消失，属正常现象。局部皮肤起水疱后，次日不再敷贴药物。

（三）中药外涂疗法

本法适用于疱疹性口炎各证。

（1）康复新液外涂口腔，每天3～4次。能配合的患儿可以含漱，每次5 mL，连用3～7天。

（2）羚羊角粉外涂患处，每天3～4次，连用2～3天。

（3）黄芩40 g，金银花20 g，大黄60 g，板蓝根40 g，青黛20 g，冰片6 g，白及20 g，皂角刺20 g，五倍子20 g。以上药物混匀研极细粉，过140目筛，取药粉外涂口腔患处，每天6次，连用3天。

（四）放血疗法

1.耳尖放血

本法适用于疱疹性口炎各证。

具体操作：用75%乙醇常规消毒两侧耳郭皮肤，固定小儿耳郭顶端，持针分别对准耳尖快速刺入1～2 mm，放血3～5滴。每天1次，连续5天。

2.穴位放血

本法适用于疱疹性口炎风热乘脾证。

具体操作：少商穴、曲池穴点刺放血，每穴挤出2～3滴血。每天1次，连续1～2天。

第二节 胃 炎

一、概述

胃炎是小儿常见的消化系统疾病，好发于学龄前期及学龄期，临床表现为胃脘部疼痛，可伴有恶心、呕吐、食纳欠佳、嗳气泛酸等症状。其发病机制目前尚不明确，可能与社会心理因素、饮食因素、幽门螺杆菌感染因素及家族遗传因素等因素相关。胃炎分为急性胃炎和慢性胃炎，小儿大多为慢性胃炎，少有急性胃炎，因此本节内容主要讨论小儿慢性胃炎。

中医学并无胃炎的病名，根据其主要临床症状，应属于“胃脘痛”的范畴。

二、病因病机

小儿脾胃薄弱，经脉未盛，易为各种病邪所干扰。胃炎的致病因素有内因和外因之分，外因主要为感受外邪、饮食不节、过食生冷等。其中外感风、寒、暑、湿、火邪均可引起胃脘痛，但以风寒外感最为常见。内因主要为小儿脾常不足，脾胃易寒、易虚；肝常有余，易木亢侮土。

胃为传化之腑，只有保持通降之性，才能维持纳食传导之功。若邪气犯胃，胃失和降，脾亦运化失司。一旦气机壅滞，则水反为湿，谷反为滞，形成气滞、食积、湿阻，甚则痰结、血瘀，致使传导失常，不通则痛；若病程长久或反复发作，迁延不愈，则脾胃虚弱，传化失司，升降失调，失运则痛。

三、诊断

(一)临床表现

本病主要表现为胃脘部疼痛，病程持续4周以上，也可表现为上腹部不规律的疼痛，以上腹部或脐周为主，可有腹胀、恶心、呕吐、泛酸、嗳气等表现。

本病常伴有饮食较少、吐物酸臭、晨起口气臭秽、痛苦面容、消瘦、大便秘结或泄泻等症状。

(二)辅助检查

1.胃镜检查

镜下改变以黏膜斑、充血、水肿、微小结节形成、糜烂、花斑、出血斑点为主，以上7项中黏膜斑、充血、水肿、微小结节形成、糜烂符合1项即可诊断,发现花斑、出血斑点2项应结合病理诊断。此外,如发现幽门口收缩不良、反流增多、胆汁反流,常提示胃炎存在,应注意观察。

2.组织病理检查

组织病理检查可见胃黏膜上皮细胞变性,小凹上皮细胞增生,固有膜炎症细胞浸润,腺体萎缩等改变。炎症细胞主要是淋巴细胞、浆细胞。根据有无腺体萎缩诊断为慢性浅表性胃炎或慢性萎缩性胃炎。根据炎症程度,慢性浅表性胃炎分为轻、中、重3级。如固有膜见中性粒细胞浸润,应注明活动性。

(三)幽门螺杆菌相关性胃炎诊断标准

(1)以下2项中任何1项阳性可诊断为幽门螺杆菌感染:①胃窦黏膜组织切片染色见到大量典型细菌;②胃黏膜幽门螺杆菌培养阳性。

(2)以下4项中需2项或2项以上方可确诊:①^{13}C尿素呼气试验阳性;②胃窦组织切片染色见到少量典型细菌;③快速尿素酶试验阳性;④血清幽门螺杆菌IgG阳性,或粪便幽门螺杆菌抗原测定阳性。

四、鉴别诊断

本病主要表现为胃脘部疼痛,而引起小儿腹部疼痛的病因很多。急性发作的腹痛应该与外科急腹症和肝、胆、胰、肠等腹内脏器的器质性疾病及腹型过敏性紫癜相鉴别。慢性反复发作的腹痛应该与肠道寄生虫、肠痉挛、自主神经性癫痫等疾病相鉴别。

(一)肠蛔虫症

肠蛔虫症患儿经常有不固定的腹痛、偏食、异食癖、恶心、呕吐等消化功能紊乱的症状,有时出现全身过敏症状;往往有呕虫或排虫史。粪便查找虫卵、驱虫治疗有效等可以协助诊断。随着卫生条件的改善,肠蛔虫症在我国已经大为减少。

(二)肠痉挛

婴儿多见,可出现反复发作的阵发性腹痛,腹部无异常体征,排气、排便后腹痛缓解。

(三)自主神经性癫痫

本病包括反复发作不固定性腹痛,腹部无异常体征,脑电图多有异常改变。

五、辨证论治

(一)寒邪犯胃证

症状:常有感寒、饮冷史。胃脘冷痛,疼痛暴作,以绞痛为主,痛甚则额冷汗出,疼痛遇寒加重,得温则缓,可伴有纳呆,呕吐清水痰涎,面色苍白,小便清长,大便溏薄,舌淡红、苔白,脉弦紧,指纹沉。

辨证要点:胃脘冷痛,遇寒加重,得温则缓,大便溏薄,舌淡红苔白,脉弦紧,指纹沉。

治法:温中散寒,理气止痛。

方剂:良附丸合藿香正气散加减。

药物:高良姜、香附、广藿香、木香、紫苏叶、大腹皮、白术、茯苓、陈皮、炙甘草。

(二)食滞胃肠证

症状:多有饮食不节史。脘腹胀满,疼痛拒按,进食后痛甚,嗳腐吞酸,口气臭秽,不思乳食,恶心,呕吐,呕吐物酸臭或呕吐不消化食物,呕吐后痛缓,泻下酸臭,大便不爽,夜卧不安,舌红、苔厚腻或苔厚微黄,脉实有力或脉滑,指纹沉。

辨证要点:脘腹胀满,进食后痛甚,口气臭秽,不思乳食,吐后痛缓,泻下酸臭,舌苔厚腻微黄,脉实有力或脉滑,指纹沉,多有饮食不节史。

治法:消食导滞,行气止痛。

方剂:保和丸合消乳丸加减。

药物:焦山楂、焦六神曲、炒麦芽、陈皮、莱菔子、连翘、半夏、砂仁(后下)、茯苓、木香、厚朴、炙甘草。

(三)湿热中阻证

症状:腹部胀满疼痛,痛势急迫,疼痛拒按,胃脘痞满,吐酸,口苦或黏,口臭,心烦,恶心,呕吐,渴喜冷饮,大便干或大便不畅,小便黄,舌红、苔黄或黄腻,脉滑数,指纹紫沉。

辨证要点:脘腹胀满疼痛,口苦或黏,渴喜冷饮,舌红、苔黄或黄腻,脉滑数,指纹紫沉。

治法:清热化湿,调中行气。

方剂:三仁汤加减。

药物:滑石、苦杏仁、通草、白蔻仁、淡竹叶、厚朴、薏苡仁、半夏。

（四）肝胃气滞证

症状：脘腹胀满疼痛，攻窜作痛，痛引两胁或两胁作胀，晨起或情绪紧张时加重，嗳气频作，得嗳气或矢气舒，反酸，胃脘饱胀，餐后尤甚，不思乳食，恶心，呕吐，好动易烦，烦躁易怒，胸闷，喜太息，矢气多，大便时干时稀，舌红、苔薄白，脉弦，指纹滞。

辨证要点：脘腹胀痛或两胁作胀，晨起或情绪紧张时加重，嗳气泛酸，得嗳气或矢气舒，烦躁易怒，舌红、苔薄白，脉弦，指纹滞。

治法：疏肝理气，和胃止痛。

方剂：柴胡疏肝散加减。

药物：柴胡、香附、枳壳、陈皮、白芍、甘草、佛手、香橼、郁金、紫苏梗、木香。

（五）脾胃虚寒证

症状：病程较长，腹部隐痛，时作时止，空腹痛甚，得食痛减，受凉加重，痛处喜按喜温，泛吐清水，食少纳呆，食后腹胀，四肢不温，少气乏力，神疲倦怠，头晕，面色苍白，大便溏或大便不调，舌淡、边有齿痕、苔薄白，脉沉缓，指纹淡。

辨证要点：腹部隐痛，痛处喜按喜暖，泛吐清水，四肢清冷，大便溏薄，舌淡、边有齿痕，指纹淡。

治法：温中补虚，缓急止痛。

方剂：黄芪建中汤合理中汤。

药物：炙黄芪、桂枝、白芍、党参、白术、干姜、生姜、大枣、炙甘草、肉豆蔻、八角茴香、丁香、广藿香。

（六）胃阴不足证

症状：脘腹隐隐灼痛，嘈杂似饥，餐后饱胀，纳少，饥不欲食，烦渴喜冷饮，手足心热，口干，舌燥咽干，大便干结，舌红少津、苔少或花剥，脉细数，指纹紫。

辨证要点：脘腹灼痛嘈杂，烦渴喜冷饮，大便干结，舌燥咽干，舌红少津、苔少或花剥，脉细数，指纹紫。

治法：养阴益胃，缓急止痛。

方剂：益胃汤加减。

药物：北沙参、麦冬、地黄、玉竹、太子参、山药、地骨皮、焦山楂、石斛、白芍、炙甘草。

（七）瘀阻胃络证

症状：胃脘以刺痛为主，疼痛较剧，痛处固定拒按，胃痛日久不愈，纳少，不思饮食，可见柏油样便或鲜血便，舌暗红、紫暗或有瘀斑，苔薄白，脉弦涩或脉细，指纹滞。

辨证要点：胃脘以刺痛为主，痛处固定拒按，或伴吐血、血便，舌暗红、紫暗或有瘀斑。

治法：活血化瘀，理气止痛。

方剂：失笑散加味。

药物：蒲黄炭（包煎）、五灵脂、牡丹皮、延胡索、郁金、川芎、丹参。

六、其他治法

（一）推拿疗法

本法适用于各证。

常用手法有补脾经、补胃经（虚证时用）、清胃经（实证时用）、揉板门、运水入土、顺运内八卦、运外八卦、推四横纹、开璇玑、推膻中、揉中脘、分腹阴阳。

（二）体针疗法

本法适用于有恶心、呕吐、腹痛、腹胀、食欲减退、泛酸、嗳气症状的患儿。

（1）主穴：膈俞、脾俞、上脘、建里、足三里。配穴：章门、期门、三阴交、内关。

（2）主穴：肝俞、胃俞、中脘、下脘、足三里。配穴：印堂、太冲、期门、梁门、天枢。

（3）主穴：足三里、命门、百会、气海、三阴交、涌泉、神阙、上星等。

医师用 0.35 mm×40.00 mm 毫针，交替使用 3 组主穴，随症取配穴，有双侧穴位的，每次取一侧，双侧交替使用。采用飞针针刺，施平补平泻法，留针 1 分钟，每天 1 次，6 天为 1 个疗程，中间停 1 天，进行下个疗程。

（三）灸法

1.隔姜灸

隔姜灸用于寒邪犯胃证、脾胃虚寒证。鲜姜切成直径 2～3 cm、厚 0.2～0.3 cm 的薄片，中间以针刺数孔，然后将姜片置于神阙、中脘穴，再将艾炷放在姜片上点燃施灸。当艾炷燃尽，再易炷施灸。灸完所规定的壮数，以皮肤红润而不起泡为度。

2.脐部温和灸

将艾条的一端点燃，悬于施灸部位上大约 3 cm 处，固定不移，使患儿局部有温热感而无灼痛感。一般每处灸 3～5 分钟，灸至皮肤稍起红晕为度。医师可将示、中两指置于施灸部位两侧，这样可以通过医师手指的感觉来测知患儿局部的受热程度，以便随时调节施灸距离，掌握施灸时间，防止烫伤。

3.温针灸

温针灸适用于寒邪犯胃证、脾胃虚寒证的年长儿。老姜切成厚 0.1 cm 的姜片，在姜片中间穿一小孔，以便针柄穿过。治疗时，使患儿取仰卧位，医师对穴位进行常规消毒，针刺后采用补法使之得气，然后把姜片从针柄末端穿过，使姜片贴于皮肤上，将 2 cm 长的艾段插在针柄顶端，在靠近皮肤一端将艾段点燃，使针和姜片变热。每穴连续灸 3 壮，每天 1 次。

(四)贴敷疗法

1.寒邪犯胃证

乳香 18 g、没药 18 g、防风 18 g、威灵仙 18 g、白芷 18 g、当归 18 g、海桐皮 18 g、香附 18 g、陈皮 18 g、透骨草 18 g、川芎 12 g、红花 12 g、厚朴 12 g、艾叶 120 g。将上述药物共研细末，装入用棉布做成的 15 cm×25 cm 的药袋中，将药袋放入蒸笼内蒸 20 分钟，待稍凉后，敷于中脘部。

2.脾胃虚寒证

吴茱萸 15 g、小茴香 30 g、肉桂 15 g、延胡索 15 g、白豆蔻 30 g、砂仁 10 g。将上述药物共研细末，装入纱布袋中，用开水浸泡。药袋取出，稍凉后，将药袋敷于中脘部 10～15 分钟，每天 2～3 次。

第三节　便　　秘

一、概述

便秘是指患者大便干燥坚硬、秘结不通，排便时间间隔延长，或虽有便意但排出困难。本病可发生于任何年龄，一年四季均可发病。由于排便困难，部分小儿可发生食欲缺乏，睡眠不安，或由于便时努力，引起肛裂、脱肛或痔疮。若便秘长期未能得到适宜治疗，可影响患儿生长发育及身心健康。在临床上，最常见的是功能性便秘，指排除肠道或其他全身器质性疾病及药物因素引起的便秘，这是小儿便秘最主要的类型，占小儿便秘的 90%以上。因此本节重点讲述功能性便秘。

本病属于中医“便秘”范畴，又称为“大便涩”“大便难”。

二、病因病机

小儿功能性便秘常见病因有饮食失调、情志失和、燥热内结、气血亏虚。本病病位在大肠，病机关键是大肠传导失常，但与肺、脾、肝、肾关系也很密切。小儿脾常不足，若饮食调摄不当，感受外邪，久病不愈，则易造成脾胃虚弱、运化无权，脾升胃降失常，浊阴不降，影响大肠气机，致传导功能低下，糟粕内留，滞热消耗脾阴，大肠津液亏虚，则大便干燥难下。肺与大肠相表里，肺之燥热移至大肠，或肺气壅滞，气机升降失常，均可使大肠传导失职。小儿肝常有余，肝郁不舒，气郁化火，阴液耗伤，肠道失润，可致便秘。因此，便秘的基本病机为大肠传导失职，气机不畅，糟粕内停。临床治疗多以补其不足、泻其有余为原则。

三、诊断

(一)诊断标准

功能性便秘是一个依据典型的病史和体格检查的临床诊断。参照目前国际通用的小儿功能性便秘诊断标准，即罗马Ⅳ标准，分为新生儿、婴幼儿和儿童/青少年功能性便秘。

1.年龄≤4 岁的小儿

患儿至少符合以下 2 条，持续时间达 1 个月：①每周排便 2 次或少于 2 次；②大量粪便潴留史；③有排便疼痛和排便费力史；④有大块粪便史；⑤直肠内存有大量粪便团块；⑥排便训练后每周至少出现 1 次大便失禁；⑦大块粪便曾堵塞抽水马桶。

2.年龄＞4 岁小儿

患儿须满足以下 2 项以上条件(每周至少发生 1 次，持续 1 个月以上，但不符合肠易激综合征的诊断标准)：①每周在厕所排便≤2 次；②每周至少出现 1 次大便失禁；③有粪潴留姿势或过度克制排便病史；④有排便疼痛或困难的病史；⑤直肠内存在大粪块；⑥大块粪便曾堵塞抽水马桶；⑦经过适当评估，上述症状不能用其他医学疾病来完全解释。

(二)辅助检查

1.实验室检查

通过 T_3、T_4、血糖、尿糖测定排除内分泌、代谢性疾病等所致的便秘。

2.钡灌肠检查

钡灌肠观察肠管分布、长度，测量直肠肛门角，观察肠管蠕动强度、肠腔是否扩张或狭窄，有无肿物、梗阻、气腹，了解排钡功能。

3.肛肠镜及乙状结肠镜检查

患儿有直肠梗阻现象时，可考虑行此检查。

4.结肠传输试验

不透X线标志物法、核素法及呼气 H_2 法均可测定胃肠传输时间。

5.肛门直肠测压

通过肛管直肠的静态、动态压力及反射检测，了解肛管直肠的控制能力和括约能力。

6.影像学检查

应用B超检测肛门内括约肌、肛门外括约肌及外周的脂肪组织，以及检测肛门括约肌的厚度、瘢痕和缺损的位置。通过CT检查可以直观地了解肛门括约肌、耻骨直肠肌的形态和发育程度。通过磁共振成像(magnetic resonance imaging,MRI)检查可检测直肠肛门各肌群的形态、脊柱和骶髂关节情况，是肛门直肠畸形患儿的诊断手段之一。应用超声内镜可贴近胃肠道检测管壁的结构，若结构破坏紊乱、内部回声异常或明显增厚则提示病变存在。

四、鉴别诊断

(一)先天性巨结肠

患儿常表现为腹胀、胎粪排出延迟及呕吐，通常在出生24～48小时即出现症状。慢性便秘通常在出生后6个月才出现症状，无呕吐，病情无明显加重。

(二)骶尾部畸胎瘤

骶尾部畸胎瘤表现为骶尾部包块，临床上显露型和内外混合型畸胎瘤易被发现，可早期诊断。隐型骶尾部畸胎瘤可压迫直肠引起梗阻性便秘，同时伴尿潴留，但因肿瘤位置隐匿，常常难以发现，多数到出现压迫症状如大小便困难时才被发现，应行肛门指诊及相应辅助检查。

(三)先天性肛门直肠畸形

先天性肛门直肠畸形包括肛门闭锁、肛门直肠狭窄、直肠阴道瘘、直肠尿道(膀胱瘘)(男)、直肠前庭瘘及原始生殖瘘。X线检查是诊断的主要方法。

(四)其他

儿童时期的便秘往往还是一些疾病如甲状腺功能低下等疾病的早期表现，因此，对不易治疗或反复发生便秘的小儿还应当排除全身性疾病。

五、辨证论治

(一)燥热便秘证

症状:大便干结,排出困难,腹胀或痛,口干口臭,口舌生疮,面红身热,小便黄,舌质红,苔黄燥,脉滑数,指纹紫滞。

辨证要点:大便干结,排出困难,口臭,舌质红,苔黄燥。

治法:清腑泄热,润肠通便。

方剂:麻仁丸加减。

药物:火麻仁、大黄、厚朴、枳实、杏仁、芍药、郁李仁、瓜蒌仁。

(二)乳食积滞证

症状:大便秘结,排便困难,腹胀腹痛,不思乳食或恶心、呕吐,手足心热,心烦,睡眠不安,小便短黄,舌红,苔黄厚,脉沉有力,指纹紫滞。

辨证要点:有伤乳、伤食史,便秘腹胀,舌苔黄厚。

治法:消积导滞,清热化湿。

方剂:导滞丸加减。

药物:枳实、神曲、山楂、黄连、黄芩、茯苓、大黄(后下)、泽泻、白术等。

(三)气滞便秘证

症状:情志不畅或久坐少动,大便秘结,嗳气频作,肠鸣矢气,胸胁痞闷,腹中胀痛,舌红,苔薄白,脉弦,指纹滞。

辨证要点:情志不畅或久坐少动,大便秘结,胸胁痞闷。

治法:疏肝理气,导滞通便。

方剂:六磨汤加减。

药物:木香、乌药、沉香(后下)、大黄(后下)、槟榔、枳实。

(四)气虚便秘证

症状:大便并不干硬,虽有便意,但排便费力,挣则汗出短气,甚则喘促,便后疲乏;面色㿠白,倦怠懒言,舌淡或淡嫩,苔薄,脉虚,指纹淡。

辨证要点:虽有便意,但排便费力,倦怠懒言。

治法:健脾益气,润肠通便。

方剂:黄芪汤加减。

药物:黄芪、火麻仁、陈皮、白蜜。

(五)血虚便秘证

症状:大便秘结而干,虽有便意,挣扎难下,面白无华,头晕目眩,心悸,唇舌淡,舌质淡嫩,脉细涩或细弱,指纹淡。

辨证要点:虽有便意,大便干结,挣扎难下,面白无华。

治法:滋阴养血,润肠通便。

方剂:润肠丸加减。

药物:生地黄、当归、火麻仁、桃仁、枳壳。

六、其他治法

(一)推拿疗法

本法适用于便秘各证。

基础操作:清大肠,顺摩腹,揉龟尾,下推七节骨、脾俞、大肠俞、足三里,捏脊。

辨证操作:实秘加推三关,退六腑;虚秘加补脾经,补肾经;血虚便秘加用血海、三阴交。每个穴位推拿不少于100次,每天1次,10次为1个疗程。

(二)贴敷疗法

本法适用于便秘各证。

药物组成:大黄、芒硝各50 g,枳实、厚朴各30 g,冰片20 g。气虚者加黄芪30 g,血虚者加当归20 g,气滞者加木香20 g,食积者加陈皮20 g。

具体操作:上述药物研为细末,以温开水调和成糊状。根据患儿的年龄取适量的药膏(每穴取1~2 g),敷贴于神阙穴,胶布固定。敷贴时间以患儿能够耐受为度,每天1次,10天为1个疗程。

(三)灌肠疗法

本法适用于实证便秘。

药物组成:生大黄4 g,枳实10 g,厚朴10 g,火麻仁20 g,木香10 g,槟榔8 g,神曲10 g,茯苓15 g,当归10 g。

具体操作:患儿左侧卧位进行灌肠,灌肠结束后协助药物保持15分钟,再嘱其排便。每天1次,3天为1个疗程,或根据患儿排便情况确定疗程的长短。

(四)耳穴疗法

本法适用于便秘各证。

取穴:便秘点、直肠下段、大肠、脾、皮质下、三焦。

方法：以王不留行籽贴压，每天按压4次，每次3～5分钟，每5天更换1次，3次为1个疗程。

(五)针刺疗法

本法适用于实证便秘。

1.单一取穴

针刺四缝穴，每隔3天治疗1次，2次为1个疗程。

2.综合取穴

主穴：大肠俞、天枢、支沟、上巨虚、合谷、曲池、丰隆、承山、水道(左)、归来(右)。

配穴：燥热便秘者，选合谷、曲池、腹结、上巨虚；虚证便秘者，选脾俞、胃俞、大肠俞、关元、三阴交、足三里；食积便秘者，选中脘、承山、大肠俞；气滞便秘者，选气海、太冲、中脘。

具体操作：患儿配合者，留针10～15分钟；不配合者，捻转后起针。

第四节 厌食症

一、概述

厌食症是指排除消化道和全身性器质性疾病后，患儿出现较长时间的食欲减退或消失、食量大减(低于其所需量的70%)，甚至拒食引起的一系列病症。本病迁延日久，患儿精神疲惫、体重减轻，导致营养不良、贫血、佝偻病及免疫力下降，出现反复呼吸道感染。长期厌食严重影响小儿的生长发育、营养状况及智力发育。

二、病因病机

本病多因饮食不节，损伤脾胃，小儿过饱则积食停滞、过饥则营养不充；脾胃素虚，脾气不振；先天不足，脾失温煦，脾虚失运，湿困脾阳，湿郁气滞，升降失调所致。

三、诊断

首先要仔细询问病史，做好体格检查及必要的辅助检查。分清是否由于全身或消化系统疾病引起，是否是药物影响，有否是微量元素或内分泌激素缺乏。

还要调查患儿家庭、幼儿园及学校环境，有无不良精神刺激与不良的饮食卫生习惯，然后确定病因。

目前无统一的诊断标准，但出现以下几种情况，应考虑为厌食症。

(一)年龄

患儿为14岁以下的儿童。

(二)病程

患儿出现厌食持续2个月及以上。

(三)进食量

患儿食欲明显减退，不思饮食甚至拒食，进食量比过去明显减少(低于其所需量的7%)。3岁以下小儿每天面食、米饭、面包等谷类食物摄取量不足50 g，3岁以上小儿每天谷类食物摄取总量不足75 g，同时肉、蛋、奶等摄入量极少。

(四)膳食情况调查

蛋白质、热量摄入量不足，两者仅为标准供给量的70%；矿物质及维生素摄入量不足，两者仅为标准供给量的5%。

(五)生长发育

排除遗传因素，小儿的身高、体重均低于同龄正常平均水平，厌食期间身高、体重未见明显增长。

四、鉴别诊断

很多情况和疾病均可使食欲减退，其中以不良习惯、缺铁性贫血、佝偻病、寄生虫病、结核病和传染性肝炎较多见。

(一)不良习惯

除家庭环境和病史中有明确不良饮食习惯外，必须排除有关疾病因素，才能诊断，并注意纠正不良习惯，要循序渐进，正确诱导和鼓励。

(二)缺铁性贫血

缺铁性贫血是小儿的多发病，缺铁不仅导致贫血、代谢障碍、细胞免疫功能降低和行为异常等，还可引起胃酸减少、胃十二指肠炎、肠黏膜萎缩和吸收功能障碍等胃肠消化功能异常，影响小儿食欲，甚至生长发育。应提倡铁强化食品，进行群体预防。经血红蛋白、血清铁、总铁结合力、红细胞内原卟啉和血清铁蛋白等检查证实诊断者，及时服用铁剂治疗。

(三)钩虫病

钩虫流行区小儿中有贫血、异食癖和精神食欲差者,应检查大便常规找钩虫卵,确诊后及时驱虫,并给予铁剂治疗。

五、辨证论治

(一)脾失健运证

症状:食欲缺乏,厌恶进食,食而乏味,或伴胸脘痞闷,嗳气泛恶,大便不调,偶尔多食后则脘腹饱胀,形体尚可,精神正常,舌淡红,苔薄白或薄腻,脉尚有力,指纹沉。

辨证要点:本证为厌食初期表现,以除厌恶进食症状外,其他症状不显著,精神、形体如常为其特征。

治法:运脾和胃。

方剂:调脾散加减。

药物:苍术、厚朴、陈皮、甘草、生姜、大枣。

(二)脾胃气虚证

症状:不思进食,食而不化,大便溏薄并夹杂未消化食物,面色少华,形体偏瘦,肢倦乏力,舌质淡,苔薄白,脉缓无力,指纹淡。

辨证要点:不思进食,面色少华,肢倦乏力,形体偏瘦。

治法:健脾益气。

方剂:参苓白术散加味。

药物:党参、茯苓、炒白术、炙甘草、陈皮、木香、砂仁。

(三)脾胃阴虚证

症状:不思进食,食少饮多,皮肤失润,大便偏干,小便短黄,甚或烦躁少寐,手足心热,舌红少津,苔少或花剥,脉细数,指纹紫淡。

辨证要点:食少饮多,大便偏干,舌红少津,苔少或花剥。

治法:滋养胃阴。

方剂:养胃增液汤。

药物:沙参、麦冬、生地黄、玉竹、冰糖、胡黄连、牡丹皮。

(四)乳食积滞证

症状:不思乳食,脘腹胀满,时有疼痛,嗳腐吞酸,烦躁不安,夜卧不宁,或有发热,大便秽臭如败卵,舌苔薄白腻,脉滑,指纹多紫滞。

辨证要点：脘腹胀满，嗳腐吞酸，大便秽臭如败卵，舌苔薄白腻，脉滑，指纹多紫滞。

治法：消乳化食，和胃降逆。

方剂：保和丸加减。

药物：麦芽、神曲、香附、砂仁、谷芽、焦山楂、鸡内金、莱菔子、陈皮、法半夏、茯苓、连翘、甘草。

六、其他治法

（一）体针疗法

治法：健脾和胃，理气化湿。

主穴：四缝、太白、商丘。

配穴：脾虚湿滞者，加丰隆；脾胃虚弱者，加足三里、中脘。

方义：脾常不足是小儿厌食的关键，所以取脾经的原穴太白，配合商丘以健脾益气。四缝是治疗小儿厌食的经验效穴，有健脾消积之功。

操作：用毫针刺太白、商丘，用平补平泻法，不留针。四缝点刺挤出黄色黏液。

（二）推拿疗法

1.脾虚湿滞证

治法：健脾化湿。

取穴及手法：补脾经、清小肠、揉板门、运内八卦、推四横纹、分腹阴阳、推脊、捏脊。

操作：①补脾经，医师以左手将患儿拇指屈曲，以右手拇指端循患儿拇指指尖桡侧缘向指根方向直推100～500次。②清小肠：医师以一手持患儿小指以固定，另一手以拇指罗纹面由患儿指根推向指尖100～500次。③揉板门：医师以左手持患儿之左手，使其掌心朝上，以右手拇指或示指端按揉板门穴200～300次。④运内八卦：医师以左手握患儿左手四指，使其掌心向上，并用拇指压在患儿离宫穴上，右手示指、中指夹住患儿拇指，然后以右拇指端自乾宫向坎宫运至兑宫为1遍，运100～150遍。⑤推四横纹：一手将患儿四指并拢，用另一手大指罗纹面从患儿示指横纹处推向小指横纹处，推100～300次。⑥分腹阴阳：患儿仰卧，医师以两拇指指腹，自剑突下沿肋弓向两旁分推50～100次。⑦推脊：以示指、中指罗纹面着力，自上而下在脊柱穴上做直推法100～300次。⑧捏脊：患儿俯卧，充分暴露脊背，用力由尾部向颈部轻轻提捏脊背皮肤。

2.脾胃虚弱证

治法:健脾益气。

取穴及手法:补脾经、推三关、掐揉四横纹、运内八卦、揉板门、揉足三里、摩揉肚脐、捏脊。

操作:①补脾经,医师以左手将患儿拇指屈曲,以右手拇指端循患儿拇指指尖桡侧缘向指根方向直推100～500次。②推三关:患儿左手臂伸直,掌心向内,医师以左手握住患儿腕关节尺侧,示指在下伸直,托住患儿前臂,右手示指、中指并拢或用拇指桡侧自大横纹桡侧阳池穴直推至曲池穴100～200次。③掐揉四横纹:医师一手持患儿四指尖固定,另一手拇指自患儿示指至小指依次指揉,揉3～5次。④运内八卦:医师以左手握患儿左手四指,使其掌心向上,并用拇指压在患儿离宫穴上,右手示指、中指夹住患儿拇指,然后以右拇指端自乾宫向坎宫运至兑官为一遍,运100～150遍。⑤揉板门:医师以左手持患儿之左手,使其掌心朝上,以右手拇指或示指端按揉板门穴200～300次。⑥揉足三里:患儿仰卧,医师以拇指按揉足三里穴2～3分钟。⑦摩揉肚脐:患儿仰卧,医师以掌心或示指、中指、环指指面摩肚脐3～5分钟,继以掌根或示指、中指、环指指面顺时针揉肚脐100～200次。

(三)穴位注射疗法

用B族维生素注射液分别注入双侧足三里穴,隔天1次,5次为1个疗程。

(四)贴敷疗法

炒神曲、炒麦芽、焦山楂各10 g,炒莱菔子6 g,炒鸡内金5 g,上述药物共研细面,加淀粉少许,用开水调成稠糊,睡前敷于患儿脐下,外用绷带固定,第2天早晨取下。每天1次,5次为1个疗程。

第五节 腹 泻 病

一、概述

小儿腹泻病是以大便性状改变、大便次数比平时增多为特点的消化道综合征,属于中医脾系疾病“泄泻”范畴。

二、病因病机

无湿不成泻，外感风、寒、暑、热之邪与湿邪相合可导致小儿腹泻；过饱、过饥或者是不恰当的喂养方式也会损伤脾胃，出现腹泻。总之，小儿脾常不足，因此容易因脾胃功能失调而出现腹泻。

三、诊断

（一）临床表现

1.消化道症状

大便性状改变，如稀便、水样便、黏液及脓血便；大便次数增多，每天≥3 次；可有恶心、呕吐、腹胀、腹痛、食欲缺乏等症状。其中，大便性状的改变为必备条件，大便次数的增多为辅助条件。

2.全身症状

发热、烦躁、精神萎靡或嗜睡，严重者可出现惊厥、昏迷、休克，伴有心、脑、肝、肾等其他器官受累表现。慢性腹泻者可有消瘦、乏力、水肿、身高和体重增长缓慢等营养不良或生长发育迟缓等表现。

3.水、电解质及酸碱平衡紊乱

患儿可见不同程度脱水、代谢性酸中毒、低钾血症、低钠或高钠血症，也可出现低钙血症、低镁血症等。

（二）辅助检查

1.粪便常规检查

侵袭性细菌感染时，粪便中可见较多白细胞、脓细胞、红细胞；消化不良引起腹泻者，粪便中可见黄白色奶块或脂肪球；真菌感染者，粪便中可见念珠菌、真菌孢子、假菌丝。黏液脓血便或粪便镜检有较多白细胞者，可行粪便细菌培养发现致病菌；食物过敏、坏死性肠炎时，粪便中可见大量红细胞，应行相关检查鉴别；食物蛋白诱导的直肠结肠炎、小肠结肠炎综合征及炎症性肠病等，可反复出现脓血便，应注意鉴别。

2.血常规检查

白细胞计数增高、中性粒细胞计数增高，多提示侵袭性细菌感染，应注意腹泻早期可出现应激性白细胞总数及中性粒细胞比例升高；嗜酸性粒细胞计数增高，可能提示寄生虫感染或变应性疾病。血生化、电解质及血气分析，可明确有无酸碱平衡紊乱、电解质紊乱、脱水。

3.病原学检查

检查采用酶联免疫吸附试验、直接免疫荧光分析、核酸扩增技术或分子序列分析等方法，可检出粪便轮状病毒、诺如病毒、小圆病毒、冠状病毒等以协助病原体诊断。

4.变应原检查

迁延性、慢性腹泻患儿病因不清或考虑食物过敏因素引起者，可行此检查以协助诊断。

5.电子结肠镜、小肠镜检查

对慢性腹泻或难治性腹泻等腹泻，可应用电子结肠镜、小肠镜检查以明确诊断。

6.其他检查

应用粪便 pH、乳糖氢呼气试验、尿半乳糖检测等检查可辅助诊断糖源性腹泻病；应用基因检测可协助诊断基因相关肠道疾病。

四、鉴别诊断

(一)生理性腹泻

生理性腹泻见于 6 个月以内婴儿，患儿外观虚胖，常有湿疹，出生后不久即出现腹泻。除大便次数增多外，无其他症状，食欲好，不影响生长发育。添加辅食后，大便即转为正常。

(二)导致小肠消化吸收障碍的疾病

此类疾病包括乳糖酶缺乏、葡萄糖、半乳糖吸收不良、失氯性腹泻、原发性胆酸吸收不良、过敏性腹泻等，可根据各病特点进行粪便酸度、还原糖实验、食物变应原等检查加以鉴别。

五、辨证论治

(一)湿热证

该证夏、秋季多见，多见于急性腹泻。

症状：大便水样或如蛋花汤，泻势急迫，次频量多，气味臭秽，或夹少许黏液，腹痛阵发，发热，烦躁哭闹，食欲缺乏，口渴喜饮，或伴恶心、呕吐，小便短黄，舌红，苔黄腻，脉滑数或指纹紫。

辨证要点：大便次数多、质稀、气味腥臭，伴发热、口渴，小便量少而黄。

治法：清肠解热，化湿止泻。

方剂：葛根黄芩黄连汤加减。

药物：葛根、黄芩、黄连、车前子、木香、焦山楂、甘草等。

（二）风寒证

该证多见于急性腹泻。

症状：大便清稀，夹有泡沫，臭气不甚，腹痛肠鸣，或伴恶寒、发热、鼻塞、流清涕、咳嗽，舌淡，苔薄白，脉浮紧，指纹淡红。

辨证要点：大便次数多，便质稀，无明显臭味，或伴有流清涕、咳嗽、痰液清稀等呼吸道症状。

治法：疏风散寒，化湿和中。

方剂：藿香正气散加减。

药物：藿香、紫苏叶、防风炭、制半夏、陈皮、苍术、茯苓、甘草等。

（三）伤食证

该证多见于食饵性腹泻或饮食不当引起的腹泻。

症状：大便稀溏，夹有食物残渣或乳块，气味酸臭，或如败卵，脘腹胀满，便前腹痛，泻后痛减，腹痛拒按，嗳气酸馊，或有恶心、呕吐，不思乳食，夜卧不宁，舌苔厚腻或微黄，脉滑实，指纹滞。

辨证要点：大便中带有不消化食物残渣，同时伴大便酸臭、腹胀、口中异味等消化不良症状。

治法：运脾和胃，消食化滞。

方剂：保和丸加减。

药物：焦山楂、焦神曲、陈皮、制半夏、鸡内金、茯苓、连翘等。

（四）脾虚证

该证多见于迁延性、慢性腹泻或出生后、病后伴发的腹泻。

症状：大便稀溏，色淡不臭，食后即泻，时轻时重，形体消瘦，面色萎黄，神疲倦怠，舌淡苔白，脉缓弱，指纹淡。

辨证要点：大便稀、无明显臭味，排便时间常在进食后不久，同时伴有不同程度的消瘦、乏力、面无光泽等慢性消耗或营养不良表现。

治法：健脾益气，渗湿止泻。

方剂：参苓白术散加减。

药物：党参、茯苓、白术、苍术、山药、炒扁豆、薏苡仁、砂仁、木香、焦山楂等。

(五)脾肾阳虚证

该证多见于慢性腹泻或难治性腹泻。

症状:久泻不止,大便澄澈清冷,完谷不化,或见形寒肢冷,面白无华,精神萎靡,寐时露睛,脱肛,小便色清,舌淡苔白,脉细弱,指纹色淡。

辨证要点:大便质地清稀或伴有不消化食物残渣,但无明显酸臭味,同时伴有怕冷、四肢凉、精神不振或营养不良等表现。

治法:温补脾肾,固涩止泻。

方剂:附子理中汤合四神丸加减。

药物:党参、白术、炮姜、制附子、吴茱萸、煨肉豆蔻、补骨脂、焦山楂、甘草等。

(六)气阴两伤证

该证多见于急慢性腹泻出现中-重度脱水者,但外周循环尚可,配合应用此证治疗方法进行辅助治疗。

症状:泻下过度,质稀如水,心烦不安或精神萎靡,皮肤干燥或枯瘪,目眶及囟门凹陷,哭时无泪,口渴引饮,小便短少,甚至无尿,唇红而干,舌红苔少或无苔,脉细数,指纹淡。

辨证要点:质稀如水,皮肤干燥,口渴引饮,小便短少等。

治法:健脾益气,酸甘敛阴。

方剂:人参乌梅汤加减。

药物:人参、乌梅、白芍、莲子、木瓜、山药、石榴皮、芦根、炙甘草等。

(七)阴竭阳脱证

该证见于急慢性腹泻出现重度脱水表现者,为重型,以西医补液疗法为主要治疗方法,可配合应用此证中医治疗进行辅助治疗。

症状:泻下不止,量多次频,精神萎靡,表情淡漠,面色苍白或青灰,四肢厥冷,哭声微弱,哭时无泪,尿少或无尿,舌淡无津,脉沉细欲绝,指纹淡。

辨证要点:泻下不止,量多次频,精神萎靡,四肢厥冷,哭声微弱等。

治法:挽阴回阳,救逆固脱。

方剂:生脉散合参附龙牡救逆汤加减。

药物:人参、麦冬、五味子、白芍、制附子、煅龙骨、煅牡蛎、炙甘草等。

六、其他治法

(一)针刺疗法

取穴:天枢、足三里、中脘、四缝。

辨证选穴：湿热泻者，取大肠俞、曲池、上巨虚；脾虚泻者，取关元、三阴交、阴陵泉、脾俞；伤食泻者，取胃俞、建里、大肠俞、内庭。

方法：每次取穴 3～5 个，实热证用泻法，每天针 1～2 次；虚证每天 1 次或隔天 1 次，用补法或在关元、中脘、脾俞等穴以艾条熏灸。呕吐者，加内关；神志不清者，加人中；抽搐者，加合谷、太冲、阳陵泉；发热者，加少商、尺泽、委中，均可点刺出血；久泻不止者，加长强；营养不良者，加四缝，用三棱针点刺挤出黄色黏液。

(二)灸法

取穴：足外踝最高点直下赤白肉交界处。

方法：艾条温灸两侧穴位各 10～15 分钟，日灸 3～4 次，用于腹泻病各证。

(三)耳针疗法

取穴：交感、神门、胃、大肠、小肠、胰、胆。

方法：直刺捻转 5～6 次，留针 20 分钟。

(四)体针疗法

取穴：脾俞、胃俞、三焦俞、足三里、合谷、夹腰 1～5 脊。备用穴为身柱、关元、中脘、气海、三阴交。

方法：先循足太阳、足太阴、任脉在腹、背、腰部的分布区自上而下反复叩刺，后点刺上穴，以皮肤潮红为度。

(五)推拿疗法

每天捏脊 1 次，3 次为 1 个疗程；推上七节 100 次；清脾土 100 次；补脾土 100 次；摩腹 5 分钟；揉丹田 5 分钟。

第六节　功能性消化不良

一、概述

功能性消化不良是一组以反复发作的餐后饱胀、早饱、厌食或上腹痛、上腹烧灼感为主要表现的消化道症候群，可伴有反酸、恶心、呕吐、嗳气等不适，症状一般持续至少 2 个月。该病是临床上最常见的上消化道功能性疾病之一，严重影响了我国小儿的身体健康和生活质量，耗费医疗资源。

中医无小儿功能性消化不良病名的明确记载，但根据其食欲缺乏、食而不化、腹胀或腹痛、嗳气酸腐、大便不畅等临床主要症状，可归属于“小儿积滞”“小儿腹痛”“痞满”“胃脘痛”“呃逆”“嘈杂”“纳呆”等范畴。

二、病因病机

婴幼儿先天禀赋不足，脾胃素虚，或人工喂养不当、外感六淫均易致此病。若积滞日久，迁延失治，会进一步损伤脾胃，导致气血化源不足，营养及生长发育障碍，而转化为疳证。

三、诊断

（一）临床表现

详细询问病史如上腹痛、上腹烧灼感、腹胀、早饱、厌食，以及反酸、嗳气、恶心和呕吐等；了解症状的严重程度与出现频率、持续时间；明确症状与进餐、排便的关系；症状可以是 1 种或多种，可以反复发作，也可以在一段时间内没有症状；并注意询问饮食、精神、心理等相关诱发因素。

全面体格检查和发育评估，尤其需要注意有无报警症状，如持续右上或右下腹疼痛、夜间痛醒、吞咽困难、吞咽疼痛、持续呕吐、胃肠道出血、夜间腹泻、关节炎、直肠周围疾病、非自愿性体重下降、青春期延迟、不明原因发热等；并注意询问有无炎症性肠病、乳糜泻或消化性溃疡家族史等。报警症状往往提示存在其他疾病，需及时完善相关检查，避免误诊或者漏诊。

（二）辅助检查

对拟诊为功能性消化不良的初诊患儿，可在采集病史与体格检查基础上有针对性选择辅助检查。目前推荐的基础检查项目主要有血常规、C 反应蛋白、粪常规、粪隐血、腹部超声（肝、胆、胰、脾）；其他可选择的检查包括上消化道内镜、胃肠钡餐、幽门螺杆菌检测（^{13}C 尿素呼气试验、粪幽门螺杆菌抗原等）、肝功能、肾功能、空腹血糖、甲状腺功能、红细胞沉降率、尿常规、心电图、胸部 X 线、泌尿系统超声等检查。以上可选择检查项目主要是针对报警症状，以排除其他可能的器质性疾病，而非针对功能性消化不良的评估。对于治疗效果不佳的功能性消化不良患儿建议转消化专科进行进一步评估和诊治，完善胃肠动力学检查，如有必要也可请心理科相关医师完善心理评估。

（三）诊断标准

诊断标准为 36 个月龄以上小儿有消化不良症状至少 2 个月，每周至少出现

1次，并符合以下3项条件：①持续或反复发作的上腹部疼痛、上腹部烧灼感、餐后腹胀、早饱，以及嗳气、恶心、呕吐、反酸等；②症状在排便后不能缓解或症状发作与排便频率、粪便性状的改变无关；③经过适当评估，症状不能用其他疾病来解释。

（四）临床分型

根据主要症状，本病分为餐后不适综合征、上腹痛综合征和混合型3个亚型。

1.餐后不适综合征

餐后不适综合征主要表现为餐后出现饱胀不适或早饱感，影响正常进食，或有上腹胀气、餐后恶心或嗳气。

2.上腹痛综合征

上腹痛综合征主要表现为严重上腹部疼痛或烧灼感，影响日常生活；疼痛局限于上腹部，通常不表现为全腹、腹部其他部位或胸肋部的疼痛，排便或排气后不能缓解。疼痛可为烧灼样，通常由进食诱发或缓解，但也可在空腹时发生。

3.混合型

患儿同时有餐后不适综合征和上腹痛综合征的表现。

四、鉴别诊断

（一）胃食管反流

胃食管反流与功能性消化不良中的反流亚型鉴别困难。胃食管反流具有典型或不典型反流症状，内镜证实有不同程度的食管炎症改变，24小时食管pH监测有酸性反应。无内镜下食管炎表现的患儿不易确定是反流样消化不良还是胃食管反流性疾病，但两者在治疗上是相同的。

（二）具有溃疡样症状的器质性消化不良

此类疾病包括十二指肠溃疡、十二指肠炎、幽门管溃疡、幽门前区溃疡、糜烂性胃窦炎。在诊断功能性消化不良溃疡亚型前，必须进行内镜检查以排除上述器质性病变。

（三）胃轻瘫

许多全身性或消化道疾病均可引起胃排空功能的障碍，造成胃轻瘫。较常见的原因有糖尿病、尿毒症及结缔组织病。在诊断功能性消化不良运动障碍亚型时，应仔细排除其他原因所致的胃轻瘫。

五、辨证论治

(一)饮食积滞证

症状:胃脘部及上腹部胀满不适,进食后加重,嗳腐吞酸;不思饮食,或恶心、呕吐,呕吐物为胃中宿食积滞,大便酸臭,睡卧不安;舌质淡红,苔薄白或白腻,脉弦滑,指纹滞。

辨证要点:多有饮食不节史,嗳腐酸馊,脘腹胀满,大便酸臭,舌红苔白腻。

治法:健脾消食,和中导滞。

方剂:保和丸加减。

药物:焦山楂、炒六神曲、姜半夏、茯苓、陈皮、连翘、炒莱菔子、炒麦芽。

(二)脾虚食滞证

症状:脘腹痞闷或胀痛,食少纳呆。面色少华,形体偏瘦,肢倦乏力,大便溏薄夹有不消化食物。舌质淡,苔薄白,脉缓无力,指纹沉。

辨证要点:食少纳呆,形体偏瘦,大便溏薄夹有不消化食物等。

治法:益气健脾,消食和胃。

方剂:健脾丸加减。

药物:炒白术、茯苓、延胡索、陈皮、砂仁、神曲、鸡内金、炙甘草等。

(三)脾胃湿热证

症状:胃脘部胀满或疼痛,食少纳呆。口苦口黏,身重困倦,大便黏腻不爽。舌质红,苔黄厚腻,脉滑或滑数,指纹沉紫。

辨证要点:食少纳呆,身重困倦,大便黏腻不爽等。

治法:清热化湿,理气和中。

方剂:连朴饮加减。

药物:黄连、姜厚朴、姜半夏、黄芩、陈皮、芦根、茵陈、炒薏苡仁等。

(四)肝胃不和证

症状:胃脘部、两胁部胀满不适,情绪不畅时加重。心烦易怒,口干口苦,吐酸嘈杂,善太息,大便不畅。舌质淡红,苔薄白或白厚或薄黄,脉弦略数,指纹略紫。

辨证要点:胃脘部、两胁部胀满不适,情绪不畅时加重。口干口苦,吐酸嘈杂等。

治法:理气解郁,和胃降逆。

方剂:柴胡疏肝散加减。

药物：柴胡、陈皮、川芎、香附、芍药、炙甘草等。

(五)脾胃虚寒证

症状：胃脘部痞满或疼痛，嘈杂不适，喜温怕冷。嗳气，胃脘灼热，口干口苦，大便稀溏。舌质淡，苔黄，脉弦细或弦滑，指纹淡红。

辨证要点：胃脘部痞满或疼痛，嘈杂不适，喜温怕冷，大便稀溏。

治法：温胃健脾，消食化滞。

方剂：小建中汤加减。

药物：白芍、炒枳实、砂仁、肉桂、生姜、甘草、大枣。

(六)寒热错杂证

症状：胃寒隐痛或痞满，喜温喜按，进食、受凉或劳累后症状加重。泛吐清水，食少纳呆，神疲倦怠，手足不温，大便溏薄。舌质淡，苔白，脉细弱，指纹沉。

辨证要点：胃寒隐痛或痞满，喜温喜按，泛吐清水，神疲倦怠，手足不温，大便溏薄等。

治法：辛开苦降，健脾和胃。

方剂：半夏泻心汤加减。

药物：姜半夏、黄芩、黄连、干姜、厚朴、神曲、海螵蛸、瓦楞子、炙甘草等。

六、其他治法

(一)推拿疗法

1.乳食内积

清胃经，揉板门，运内八卦，推四横纹，揉按中脘、足三里，推下七节骨，分推腹阴阳，捏脊 3～5 遍。

2.脾虚夹积

补脾经、运内八卦、摩中脘、清补大肠、按揉足三里、捏脊 3～5 遍。以上操作每个 100 次，每天 1 次，10 天为 1 个疗程。

(二)贴敷疗法

1.乳食内积证

芒硝 3 g、胡椒 0.5 g，两药研粉拌匀，置于脐中，胶布固定。每天 1 次，10 天为 1 个疗程。

2.脾虚夹积证

木香、砂仁、厚朴、枳实各 10 g，诸药研粉拌匀，使用姜汁调成糊状，置于中脘、足三里穴，用胶布固定，以皮肤潮红为度，隔天 1 贴，4 周为 1 个疗程。

（三）耳穴疗法

本法适用于各证。

取穴：胃、大肠、神门、交感、脾。

具体操作：每次选 3～4 穴，用王不留行籽贴压穴位，左右交替，每天按压 3～4 次，每隔 5 天更换 1 次，3 次为 1 个疗程。

（四）体针疗法

1.方法 1

主穴：足三里、中院、梁门。

配穴：乳食积滞者，加内庭、天枢；积滞化热者，加曲池、大椎；脾虚夹积者，加四缝、脾俞、胃俞、气海。

操作方法：每次取 3～5 穴，中等刺激，不留针。实证以泻法为主，辅以补法；虚证以补法为主，辅以泻法。每天 1 次，7 天为 1 个疗程。

2.方法 2

本方法适用于各证。

取穴：四缝穴。

具体操作：取四缝穴，常规消毒后，用三棱针或采血针在穴位上快速点刺，挤压出黄白色黏液或血液少许，每周 1 次，1 个月为 1 个疗程。

（五）灸法

1.脾虚夹积证

取穴：中脘、神阙。

具体操作：患儿仰卧位，在中脘和神阙穴处各放置厚 0.7 cm 左右的生姜 1 片，中心处穿刺数孔，上置艾柱，用线香点燃艾柱。施灸时如感觉灼热不可忍受时，可将姜片向上提起，下衬一些纸片或干棉花，放下再灸，直到局部皮肤潮红为止。每天 1 次，10 天为 1 个疗程。

2.百笑灸

取穴：中脘、神阙、天枢、气海、脾俞、足三里。

具体操作：将灸条置于灸盒内，用胶贴将灸盒固定于相应穴位上，每穴灸约 2 分钟，以皮肤潮红为度。每天 1 次，10 天为 1 个疗程。

（六）走罐疗法

本法适用于乳食内积证。

具体操作：取俯卧位，充分暴露背部皮肤，以液状石蜡为润滑剂。根据患儿胖瘦程度选用2～4号的玻璃罐，用闪火法拔于大椎穴，再沿左右两侧足太阳膀胱经循行路线，向下推至脾俞、胃俞处，反复3次后，再将3～5个玻璃罐定于背部腧穴上。根据年龄及体型的胖瘦选择1～3分钟的留罐时间。每天或隔天1次，2次为1个疗程。

(七)刮痧疗法

取督脉、足太阳膀胱经腧穴，以及六腑、三关等部位刮痧治疗，每个穴位2～3分钟，5天1次，疗程视病情轻重而定，用于治疗积滞食积化热证。

(八)中药外洗疗法

药物组成：党参10 g，白术10 g，茯苓10 g，山药10 g，陈皮6 g，砂仁3 g，麦芽15 g，谷芽15 g，山楂10 g，甘草3 g。

具体操作：煎煮30分钟，复渣(倒出药液，加水再煎取一次)，将两遍的药液混匀，水温约40 ℃，浸过脚踝，每次20分钟，1天2次，2周为1个疗程。

(九)中药离子导入疗法

本法适用于乳食内积证。

药物组成：茯苓20 g，陈皮15 g，当归15 g，全瓜蒌30 g，枳实15 g。

具体操作：上述药物加水煎至约50 mL，每天1剂。采用离子导入治疗仪，将药垫浸湿药液(稍微拧干不滴药液)，套上电极板，然后置于大肠俞、关元、天枢穴位上，进行离子导入治疗。每天1次，每次半小时，4周为1个疗程。

(十)中药热熨疗法

药物组成：①乳食内积证，香附30 g，神曲30 g，麦芽30 g，陈皮20 g，砂仁20 g，炙甘草30 g，木香30 g，枳实30 g，槟榔20 g，炒莱菔子30 g。②脾虚夹积证：党参30 g，白术30 g，茯苓20 g，甘草20 g，木香30 g，神曲30 g，枳实30 g，陈皮30 g，砂仁20 g，麦芽30 g，山楂30 g，怀山药30 g，肉豆蔻30 g，延胡索30 g。

具体操作：将制作好的药物封包(规格20 cm×30 cm)，加热至45～50 ℃，装入自制无纺布袋(规格25 cm×40 cm)内，放置于患儿肚脐周围及小腹部，进行热熨敷治疗。每次熨敷15～20分钟，每天2次，3～5天更换1个药袋，疗程视病程轻重而定。

第五章 儿科泌尿系统常见疾病

第一节 遗 尿

一、概述

遗尿俗称尿床，是一种特殊类型的尿失禁。定义标准在不同卫生机构之间有所不同，目前随着小儿生活质量的提高，对尿床的症状越来越不能容忍，尤其是学龄期儿童，即使每月只有1次尿床也常有强烈治疗要求。常用国际疾病分类对遗尿的标准：5～6岁小儿，每月至少发生2次夜间睡眠中不自主漏尿症状；7岁及以上小儿，每月至少尿床1次，且连续3个月以上，没有明显精神和神经异常；对于大龄儿童及青少年，可放宽诊断标准。遗尿是儿童和青少年常见疾病，如不及时治疗，常给患儿身心健康带来不利影响，甚至产生精神障碍、情感障碍和社交障碍等。

二、病因病机

遗尿的发生常与禀赋不足、久病体虚、习惯不良等因素有关。小儿素体虚弱，肾气不充，下元虚寒，膀胱气化功能失调，不能制约水道；病后脾肺气虚，上虚不能制下；肝经湿热，蕴结膀胱，气化失常而遗尿。亦有小儿自幼教育欠缺，任其小便于床，久而成为习惯性遗尿。本病病位在膀胱，与任脉及肾、脾、肺、肝关系密切；基本病机是膀胱和肾的气化功能失调，膀胱约束无权。

三、诊断

依据临床症状即可明确遗尿诊断。遗尿的严重程度、类型、病因、发生机制及预后等还需要通过详细的病史、体格检查和适当的实验室及影像学检查进行评估。此外，有些患儿遗尿需要尿动力学检查，有明显心理障碍的患儿需要进行心理学测试。

（一）病史采集

详细采集病史是诊断遗尿的关键，病史重点询问内容如下。

（1）遗尿频率和类型及睡眠情况，如夜晚能否叫醒排尿等。夜间唤醒困难尚缺乏统一的诊断标准，目前主要通过让家长唤醒儿童，然后让儿童回答简单的数学计算题来判断其唤醒的难易程度和是否清醒。

（2）是否有其他疾病史，如呼吸睡眠暂停、贫血、糖尿病、反复泌尿系统感染、步态异常或神经泌尿系统疾病。

（3）白天排尿异常症状，如尿频、尿急、尿失禁、排尿延迟、腹压排尿、间断排尿、异常排尿姿势。

（4）每天液体摄入量和产尿量。

（5）排便情况，包括便秘、腹泻和大便失禁。

（6）既往遗尿治疗史。

（7）遗尿家族史。

（8）有无心理、行为和精神异常，以及运动和学习障碍。

（9）把尿训练开始时间。

（二）排尿日记

排尿日记指在一定时间内采用特定的表格连续记录自然状态下的排尿相关数据，包括每次排尿时间、尿量及其他参数等。学龄期儿童需连续记录 1 周尿床情况（包含晨起首次排尿量）和 2 天（周末）白天排尿日记。

通过排尿日记不仅可准确计算患儿功能性膀胱容量和夜间尿量，判断是否伴有下尿路症状和烦渴症等以决定是否需要进一步检查；还可了解患儿和家属治疗依从性，为治疗提供预后信息。推荐连续记录 1 周排尿日记，也可记录周末 3 个夜晚及 2 个白天排尿日记。

（三）体格检查

（1）生长发育检查，包含外生殖器检查。

（2）是否有腭扁桃体肥大或者其他睡眠呼吸困难的体征。

（3）腹部触诊，可以帮助发现直肠团块和巨大膀胱。

（4）腰骶部、会阴部检查和下肢的神经系统检查有助于发现脊柱发育异常。腰骶部隐性脊柱裂常在相应部位有背部包块、小凹、多毛、色素沉着、臀裂不对称和异常步态、异常腱反射、不对称性足萎缩和高足弓等；内裤潮湿可能提示患儿白天尿失禁。

(四)实验室检查

尿常规可以帮助排除糖尿病和无症状的泌尿系统感染等。

(五)影像学检查

腹部和盆腔超声检查可以发现泌尿系统结构异常、膀胱壁厚度、残余尿量和直肠是否有粪块。腰骶部X线平片或MRI检查可以了解有无脊柱裂和脊髓及神经病变。排尿期膀胱尿道造影对有显著白天排尿症状和反复泌尿系统感染的患儿诊断有帮助。

(六)尿动力学检查

有尿道、膀胱病史，或家属不能配合完成记录排尿日记患儿，需要进行尿动力学检查，可明确膀胱功能障碍的类型，更精准治疗夜间遗尿。自由尿流率联合B超测定残余尿量是筛选患儿是否存在下尿路功能障碍的最常用的方法，并可用于判断是否需要微创性尿流动力学检查。充盈期膀胱和尿道同步测压有助于发现是否伴有逼尿肌过度活动和尿道不稳定。夜间动态尿动力学检查更符合患儿尿床发生的生理条件，明确患儿夜间膀胱功能障碍的类型及严重程度。

(七)心理评估

20%～40%遗尿患儿伴随精神或行为异常。如果患儿存在逐渐加重的集中注意力障碍或学习困难、孤僻、暴力倾向等，应及时治疗。

四、鉴别诊断

(一)神经系统疾病

遗尿也见于骶部发育不良及脊膜膨出患儿中。一般鉴别上无困难，但对一些隐性患儿，常易忽略。这类患儿除表现出遗尿外，常有下肢无力等表现。骶部X线检查、神经系统检查常可明确诊断。

(二)尿路感染

尿路感染可诱发遗尿。经过治疗后，尿路感染消失，遗尿现象也随之消失。

(三)尿失禁

尿失禁常为器质性因素或泌尿系统的结构异常所致，如包茎、尿道口狭窄、糖尿病等。持续性尿失禁可见于膀胱外翻、尿道下裂及异位输尿管开口。异位输尿管开口多见于女童，其开口可能在尿道远端及阴道内。

（四）尿路梗阻

尿路梗阻最常见部位为后尿道瓣膜处，占男性新生儿尿路梗阻的50%，常伴有膀胱逼尿肌无抑制性收缩，其中25%患儿有尿失禁。临床上常见的症状是尿流变细，婴儿时期就出现滴尿，后期可出现上尿路功能损害，尿道造影及膀胱检查常可作出诊断。

五、辨证论治

（一）下元虚寒证

症状：以夜间遗尿为主，熟睡不易叫醒，天气寒冷时加重，小便清长。面色少华，形寒肢冷，腰膝酸软，舌质淡、苔薄白或白滑，脉沉细或沉弱，指纹淡。

辨证要点：夜间遗尿，兼见面白、形寒，舌质淡、苔白滑，脉沉无力。

治法：温补肾阳，固摄止遗。

方剂：桑螵蛸散合菟丝子散加减。

药物：桑螵蛸、远志、附子（先煎）、山茱萸、鹿角霜（先煎）、石菖蒲、菟丝子、煅龙骨（先煎）、煅牡蛎（先煎）、肉苁蓉、茯神、五味子。

（二）肺脾气虚证

症状：以夜间遗尿为主，可伴有白天尿频，感冒后遗尿加重。自汗，动则多汗，面色少华或萎黄，神疲倦怠，少气懒言，纳呆，大便溏薄，舌质淡或胖嫩、苔薄白，脉弱或细弱，指纹淡。

辨证要点：夜间遗尿，白天尿频，反复感冒，舌质淡红或胖嫩、苔薄白，脉弱无力。

治法：补肺健脾，固摄小便。

方剂：补中益气汤加减。

药物：黄芪、柴胡、山药、白术、太子参、乌药、陈皮、炙甘草、益智仁、升麻、当归、覆盆子、菟丝子。

（三）脾肾两虚证

症状：时有睡中遗尿，熟睡不易叫醒，尿清长，进食冷饮后遗尿加重，白天或有小便失禁，精神紧张时小便次数增多。自汗，动则多汗，面色萎黄或白，神疲乏力，纳呆，大便溏薄，舌质淡、舌苔白，脉沉迟无力，指纹淡。

辨证要点：尿清长，进食冷饮后遗尿加重，自汗，动则多汗，面色萎黄或白，神疲乏力，纳呆等。舌质淡，舌苔白，脉沉迟无力，指纹淡。

治法：健脾益肾，固摄缩尿。

方剂：六君子汤加减合缩泉丸加减。

药物：太子参、茯苓、山药、白术、乌药、陈皮、砂仁(后下)、炙甘草、枸杞子、菟丝子、覆盆子、五味子。

(四)心肾不交证

症状：以夜间遗尿为主，夜寐难醒，五心烦热，性情急躁，多动少静，注意力不集中，记忆力差，形体消瘦，夜卧不安，多梦、呓语，易哭易惊，盗汗，舌质红、舌苔少，脉细数或沉细数，指纹紫。

辨证要点：白天玩耍过度，夜间梦中小便自遗，兼见多梦易惊，寐不安宁，舌红少苔，脉细数。

治法：清心滋肾，安神固脬。

方剂：交泰丸合导赤散加减。

药物：黄连、肉桂、党参、甘草、车前子(包煎)、生地黄、淡竹叶。

六、其他治法

(一)体针疗法

主穴：百会、神门、关元、气海、中极、三阴交、肾俞、膀胱俞。

操作方法：首取患儿仰卧位，浅刺百会、神门、关元、气海、中极、水道、三阴交，留针10分钟；次取俯卧位，浅刺肾俞、命门、膀胱俞、三焦俞，留针10分钟。上述治疗方法用于下元虚寒证。脾肾两虚证者，加足三里、脾俞；肺脾气虚证者，加肺俞；心肾不交证者，加内关、遗尿点。

(二)灸法

取穴关元、中极、三阴交(双侧)。用艾灸条做雀啄灸，每个穴位10分钟，以局部皮肤发红为度。隔天1次，连续3次，休息2天。治疗9次为1个疗程，疗程间隔2天，共灸2个疗程。本法可用于遗尿各证。

(三)推拿疗法

补肾经、揉外劳宫各100～300次，按揉百会、揉丹田、揉关元、揉气海各1～2分钟，按揉肾俞(双侧)、按揉三阴交(双侧)各50～100次，捏脊3～5遍，最后擦腰骶部，以透热为度，上推七节骨100次。每天推拿1次，6次为1个疗程，连续治疗3个疗程，用于下元虚寒证。脾肾两虚证者，可加用补脾经、按揉足三里；肺脾气虚证者，可加用补肺经、推三关。

(四)贴敷疗法

中药组方为五味子、桑螵蛸、补骨脂各 40 g，将诸药研成粉末，用纱布覆盖制成敷贴，使用时用姜汁调匀，每次 1 贴，用辅料外敷神阙穴，晨起取下。每晚 1 次，连用 7 天，停 2 天；30 天为 1 个疗程，共 3 个疗程。本法可用于遗尿各证。

(五)行为疗法

1.膀胱锻炼

膀胱锻炼包括膀胱扩张和盆底肌锻炼法，即鼓励患儿白天多饮水，尽量延长 2 次排尿的时间间隔，以增加膀胱贮尿量，同时日间鼓励患儿多做提肛运动或在排尿过程中中断 1～10 秒再把尿排尽。膀胱锻炼法不适用于有尿潴留患儿。

2.反射训练

晚上临睡前让患儿排尿，夜间掌握患儿排尿规律，在膀胱涨满时唤醒排尿，鼓励患儿醒后自主排尿，以站起后主动排尿为目的，可帮助摆脱仰卧位睡眠中排尿的习惯。接受治疗后，逐渐把叫醒时间后延。

第二节　肾小球肾炎

一、概述

肾小球肾炎是西医病名，本病临床小儿多见急性肾小球肾炎，因此本节重点讲述急性肾小球肾炎。急性肾小球肾炎是一组病因不一，临床表现为急性起病，多有前驱感染，以血尿为主，伴不同程度蛋白尿，可有水肿、少尿、高血压、氮质血症或肾功能不全等特点的肾小球疾病，是儿科常见的免疫反应性肾小球疾病。发病人群以 5～14 岁小儿为主。古代医籍无此病名，可参见于中医“水肿”“尿血”等病证。

二、病因病机

人体水液的运行依靠肺气的通调，脾气的转输，肾气的开阖，三焦的决读，膀胱气化畅行，小便通利。反之，肺、脾、肾三脏功能障碍，三焦决读无权，膀胱气化不利，则可以发生水肿。

(一)外感六淫,肺失通调

外感风邪客于肺卫,阻于肌表,肺气失宣,不能通调水道,风水相搏,流溢肌肤,发为水肿,称为“风水”。外感湿热之邪蕴滞三焦,决渎无权,水肿始作。肺气失宣,精血不布,下走膀胱,可出现血尿或蛋白尿。六淫之邪未解,从阳化热,热邪灼伤络脉,下走循经伤及肾与膀胱。若上水不清,则下血不宁,血尿不消。

(二)疮毒内陷,脾肺失调

肺主皮毛,脾主肌肉,疮疡湿毒浸于肌肤,内犯于肺脾,肺失宣降,脾失健运,水湿不化,溢于肌肤,而成水肿;湿邪内蕴日久化热,湿热下注,灼伤血络,血从小便而出。心经积热,流注于小肠,灼伤膀胱血络,亦产生尿血。初发以邪犯肺脾为主,恢复期则为肺脾肾受累。初期,因邪从热化,湿热炽盛,正气受损,以致正不胜邪,水毒泛滥。

(三)水气泛滥,凌心射肺

水肿明显,阻遏气机,上凌心肺,损及心阳,闭阻肺气,心失所养,肺失肃降,出现咳嗽、喘促、气急、胸闷、心悸、发绀。

(四)湿热邪毒,内陷心肝

湿热邪毒,郁阻脾胃,内陷厥阴,致肝阳上充,肝风内动,蒙蔽心包,出现头痛、眩晕,甚则神昏、抽痉。

(五)水毒内闭,三焦不通

湿浊内盛,脾肾衰竭,三焦壅塞,气机升降失司,水湿失运,不得通泄,致水毒内闭,而发生少尿,甚则无尿。

三、诊断

(一)诊断要点

根据有前期链球菌感染史,急性起病,具备血尿、蛋白尿、水肿及高血压等特点,急性期血清抗链球菌溶血素 O 滴度升高,补体 C_3 浓度暂时性降低,均可临床诊断为急性肾小球肾炎。

(二)临床表现

急性肾小球肾炎轻重症临床表现悬殊,轻者全无临床症状,仅发现镜下血尿;重者可呈急进性过程,短期内就出现肾功能不全。

1.前驱感染

发病前1～3周有上呼吸道或皮肤等前驱感染，经1～3周无症状的间歇期而急性起病。

2.典型表现

急性期常有全身不适、乏力、食欲缺乏、发热、头痛、头晕、咳嗽、气急、恶心、呕吐、腹痛及鼻出血等症状。肾炎主要表现为水肿、血尿、蛋白尿和高血压。

(1)水肿：70%的病例有水肿，一般仅累及眼睑及颜面部，重者2～3天遍及全身，呈非凹陷性。1周后常随着排尿量的增多而水肿消退。

(2)血尿：50%～70%患儿有肉眼血尿，持续1～2周即转为镜下血尿。镜下血尿常持续1～3个月，少数病例可迁延半年或更久。

(3)蛋白尿：程度不等，有20%可达肾病水平。蛋白尿患儿病理上常呈严重的系膜增生。

(4)高血压：30%～80%病例早期可有血压升高，2周后随排尿量增多血压可逐渐下降，少数患者可迁延1～2个月。

(5)尿量减少：水肿时尿量减少，肉眼血尿严重者可伴有排尿困难。

3.严重表现

少数患儿在疾病早期(2周内)可出现下列严重症状。

(1)严重循环充血：常发生在起病1周内，由于水钠潴留，血浆容量增加而出现循环充血。当急性肾小球肾炎患儿出现呼吸急促和肺部听诊湿啰音时，应警惕循环充血的可能性，严重者可出现呼吸困难、端坐呼吸、颈静脉怒张、频咳、吐粉红色泡沫痰、两肺满布湿啰音、心脏扩大，甚至出现奔马律、肝大而硬、水肿加剧。

(2)高血压脑病：由于脑血管痉挛，导致缺血、缺氧、血管渗透压增高而发生脑水肿；也有人认为本症是脑血管扩张所致。本症常发生在疾病早期，血压升高，往往为20.0/13.3 kPa(150/100 mmHg)。年长儿会诉剧烈头痛、呕吐、复视或一过性失明，严重者会突然出现惊厥、昏迷。

(3)急性肾功能不全：常发生于疾病初期，由于尿少、尿闭，引起暂时性氮质血症、电解质紊乱和代谢性酸中毒，一般持续3～5天，随尿量增多而好转。

4.非典型表现

(1)无症状性急性肾小球肾炎：患儿有镜下血尿或仅有血清 C_3 降低而无其他临床表现。

(2)肾外症状性急性肾小球肾炎：有的患儿水肿、高血压明显，甚至有严重循环充血及高血压脑病，此时尿改变轻微或尿常规检查正常，但有链球菌前驱感染和血清 C_3 水平明显降低。

(3)以肾病综合征表现的急性肾小球肾炎：少数患儿以急性肾小球肾炎起病，但水肿和蛋白尿突出，伴轻度高胆固醇血症和低白蛋白血症，临床表现似肾病综合征。

(三)实验室检查

1.血常规检查

红细胞和血红蛋白计数可稍低，是因血容量扩大、血液被稀释所致。白细胞计数正常或增高，需考虑此是否与存在原发感染灶有关。红细胞沉降率增快，常提示肾炎病变活动，可在 2～3 个月恢复正常。

2.尿常规检查

红细胞(＋)～(＋＋＋＋)，尿蛋白定性阳性，多在(＋)～(＋＋)，少数可达(＋＋＋)，尿浓缩功能受损可见尿比重降低。

3.血清学检查

咽炎后，抗双磷酸吡啶核苷酸酶抗体升高，抗链球菌溶血素 O 抗体升高。后者常于链球菌感染 10～14 天出现，3～5 周达高峰，3～6 个月恢复正常。脓皮病后，抗脱氧核糖核酸酶抗体升高，抗透明质酸酶抗体升高，抗链球菌胞壁 M 蛋白抗体阳性。早期 C_3、C_4 均明显下降，6～8 周多恢复正常。

4.尿沉渣检查

尿红细胞计数＞10^4/mL 或＞5 个/高倍视野，相差显微镜下红细胞形态 60％以上为变异形，还可见白细胞、肾小管上皮细胞、红细胞管型。尿蛋白定量一般＜1 g/d，一般持续 3～4 周，恢复先于血尿的消失。

四、鉴别诊断

(一)IgA 肾病

本病以血尿为主要症状，表现为反复发作性肉眼血尿，多在上呼吸道感染后 24～48 小时出现血尿，多无水肿、高血压，血清 C_3 补体正常。应行肾活体组织检查进行病理诊断。

(二)慢性肾小球肾炎急性发作

患儿既往肾炎史不详，无明显前期感染，除有肾炎症状外，常有贫血、肾功能异常，低比重尿或固定低比重尿，尿改变以蛋白浓度增高为主。

(三)原发性肾病综合征

具有肾病综合征表现的急性肾小球肾炎需与原发性肾病综合征相鉴别。若患儿呈急性起病,有明确的链球菌感染的证据,血清 C_3 降低,肾活体组织检查病理为毛细血管内增生性肾炎者有助于急性肾小球肾炎的诊断。

(四)继发性肾炎

急性肾小球肾炎还应注意与其他系统性疾病继发的肾炎如紫癜性肾炎、狼疮性肾炎、乙型肝炎病毒相关性肾炎等相鉴别,后者多伴有原发疾病特点,可助鉴别。

五、辨证论治

(一)急性期

1.风水相搏证

症状:水肿自眼睑和面部开始迅速波及全身,以头面部肿胀为著,皮色光亮,尿少色赤,微恶风寒或发热汗出,咽喉红肿疼痛,口渴或不渴,鼻塞,咳嗽,气短,舌质淡,苔薄白或薄黄,脉浮紧或浮数,指纹紫。

辨证要点:眼睑水肿,皮肤光亮,血尿,脉浮。

治法:疏风宣肺,利水消肿。

方剂:风寒偏重者,用麻黄汤合五苓散加减;风热偏重者,用麻黄连翘赤小豆汤合越婢加术汤加减。

药物:麻黄、桂枝、连翘、苦杏仁、茯苓、白术、车前子(包煎)、陈皮、生姜皮、甘草。

2.湿热内侵证

症状:小便短赤,甚则尿血,水肿轻或重,烦热口渴,口苦口黏,头身困重,倦怠乏力,恶心,呕吐,脘闷,食欲缺乏,大便黏滞不爽或便秘,常有近期疮毒史,舌质红,苔黄腻,脉滑数,指纹紫。

辨证要点:小便短赤,多有血尿,皮肤疮毒,舌质红,苔黄。

治法:清热利湿,凉血止血。

方剂:五味消毒饮合小蓟饮子加减。

药物:金银花、野菊花、蒲公英、紫花地丁、地黄、大蓟、小蓟、滑石(先煎)、淡竹叶、通草、蒲黄(包煎)、甘草。

3.邪陷心肝证

症状:面浮肢肿,头痛眩晕,视物模糊,烦躁不安,口苦,恶心,呕吐,甚至惊厥、抽搐、昏迷，小便短赤，舌质红，苔黄糙，脉弦数，指纹紫。

辨证要点：头痛，眩晕，视物模糊，甚至抽搐，昏迷。

治法：平肝泻火，清心利水。

方剂：龙胆泻肝汤合羚角钩藤汤加减。

药物：龙胆草、栀子、黄芩、通草、泽泻、车前子(包煎)、柴胡、当归、地黄、羚羊角粉(冲服)、钩藤(后下)、菊花、白芍、甘草。

4.水凌心肺证

症状：全身明显水肿，频咳气急，胸闷心悸，烦躁不宁，不能平卧，面色苍白，易汗出，甚则唇甲青紫，舌质暗红，舌苔白腻，脉沉细无力，指纹滞。

辨证要点：全身明显水肿，咳嗽气急，心悸胸闷，难以平卧，唇甲青紫。

治法：泻肺逐水，温阳扶正。

方剂：已椒苈黄丸合参附汤加减。

药物：防已、椒目、葶苈子、大黄(后下)、人参、附子(先煎)。

5.水毒内闭证

症状：全身水肿，尿少或尿闭，色如浓茶，头晕，头痛，恶心，呕吐，神疲乏力，嗜睡，甚则昏迷，舌质淡胖，苔垢腻，脉滑数或沉细数，指纹滞。

辨证要点：尿少或尿闭，头痛，恶心，呕吐。

治法：通腑泄浊，解毒利尿。

方剂：温胆汤合附子泻心汤加减。

药物：姜半夏、竹茹、枳实、陈皮、茯苓、附子(先煎)、大黄(后下)、黄芩、黄连、生姜、甘草。

(二)恢复期

1.阴虚邪恋证

症状：神倦乏力，头晕，手足心热，腰酸盗汗，或有反复乳蛾红赤，镜下血尿持续不消，水肿消退，尿色赤，大便干结，舌红苔少，脉细数，指纹紫。

辨证要点：神倦乏力，头晕，手足心热，腰酸盗汗，镜下血尿持续不消，水肿消退等。

治法：滋阴补肾，兼清余热。

方剂：知柏地黄丸合二至丸加减。

药物：知母、黄柏、熟地黄、山药、山茱萸、泽泻、牡丹皮、茯苓、墨旱莲、女贞子。

2.气虚邪恋证

症状:身倦乏力,面色萎黄少华,纳少便溏,自汗,易感冒,或见血尿持续不消,水肿轻或无,舌淡红,苔白,脉缓弱,指纹淡。

辨证要点:身倦乏力,纳少便溏,自汗,易感冒等。

治法:健脾益气,兼化湿浊。

方剂:参苓白术散。

药物:党参、黄芪、茯苓、白术、白扁豆、陈皮、山药、砂仁(后下)、薏苡仁、甘草。

六、其他治法

(一)灌肠疗法

处方:大黄(后下)10 g、黄柏 10 g、芒硝(溶入)10 g、柴胡 10 g、车前草 10 g、益母草 10 g、黄芪 10 g、龙骨(先煎)10 g、牡蛎(先煎)10 g。每剂浓煎成 100~150 mL,作为 1 次使用,2 次/天,保留灌肠。7 天为 1 个疗程。用于水毒内闭证。

(二)体针疗法

取肺俞、列缺、合谷、阴陵泉、水分、三焦俞,针刺,均用泻法。咽痛配少商,面部肿甚配水沟,血压高配曲池、太冲。

(三)耳针疗法

从肾、脾、膀胱、交感、肾上腺、内分泌等耳穴中每次选取 2~3 穴,轻刺激,刺后可埋针 24 小时。每天 1 次,10 次为 1 个疗程。

(四)推拿疗法

1.急性期

平肝经,清肺经、胃经、脾经、小肠经,退六腑。

2.恢复期

平肝经,清补肾经、脾经,揉二马,清小肠。

(五)贴敷疗法

丝瓜皮、冬瓜皮、玉米须各 30 g,共捣烂,外敷于脐部,上盖塑料膜,胶布固定,每天 1 次。本法适用于急性期水肿。

第三节　肾病综合征

一、概述

肾病综合征是由于肾小球滤过膜对血浆蛋白通透性增高，大量血浆蛋白自尿中丢失，并引起一系列病理生理改变的临床综合征。肾病综合征是儿科常见的肾小球疾病，发病年龄多为学龄前儿童，其中3～5岁为发病高峰，男女比例为(1.5～3.7)∶1。根据病因和发病年龄可分为以下3类：①先天性肾病综合征；②原发性肾病综合征；③继发性肾病综合征，包括继发于全身性疾病（如过敏性紫癜、系统性红斑狼疮等）、临床诊断明确的肾小球肾炎（如急性链球菌感染性肾炎、急进性肾小球肾炎），以及药物、金属中毒等情况者。

二、病因病机

病因多与禀赋素弱、外感风热湿邪、疮毒内陷或将养失慎有关，病位在肺、脾、肾三脏，但三者之间又有主次之分，肾为关键，尤其在后期，患儿肾虚尤为突出。

（一）素体虚弱，脏腑亏虚

此型水肿多属阴水，以肺、脾、肾三脏虚弱为本，尤以脾、肾亏虚为主。

（二）外感六淫，肺失宣肃

外感六淫主要以风邪为主，风寒或风热客于肺卫，阻于肌表，导致肺气失宣，肃降无权，水液不能下达，以致风遇水阻，风水相搏，流溢肌肤而发为水肿，称为风水。外感湿热之邪也可以从口鼻、皮毛、下焦而入，侵犯肺经，使肺的宣发、肃降功能失常，水布无权，也可导致本病的发生。

（三）疮毒浸淫，内归肺脾

肺主皮毛，脾主肌肉。正气未能清解而致疮毒内攻，所进水谷不化，蒸变湿邪，渍于经隧之间，不能由肠而下，膀胱不利，浊气重遏，肺伤失于宣降，脾伤不能升津，致使肺失通调、脾失健运，水无所主，流溢肌肤，发为水肿。湿热之邪，深伏营血，灼伤经络而产生蛋白尿、血尿。

（四）水湿内渍，脾失健运

外来之湿或内生湿邪，易阻碍脾运。脾之失健，清难升，浊失降，外溢皮肤则积于肌腠，而成水肿。

(五)饮食内伤，脾胃受损

小儿藩篱薄弱，营卫娇乖，将养不慎，极易失调。在食海鲜、油腻、发物等后，小儿脏腑不耐，肺脾失和，致使肺失宣降，脾失健运，出现眼睑水肿、血尿、蛋白尿等。

三、诊断

(一)临床表现

本病以学龄前为发病高峰，患病人数男性比女性多，男：女为(1.5～3.7)：1。

水肿是最常见的临床表现，常最早被发现，始自眼睑、颜面，渐及四肢全身。水肿为可凹性，尚可出现浆膜腔积液如胸腔积液、腹水，男孩常有显著阴囊水肿。体重可增加 30%～50%。严重水肿患儿于大腿、上臂内侧和腹壁皮肤可见白纹或紫纹。水肿的同时常伴有尿量减少。水肿严重程度通常与预后无关。

除水肿外，患儿可因长期蛋白质丢失出现蛋白质营养不良，表现为面色苍白、皮肤干燥、毛发干枯萎黄、指/趾甲出现白色横纹、耳郭及鼻软骨薄弱。

患儿还可出现精神萎靡、倦怠无力、食欲缺乏，有时出现腹泻，这可能与肠黏膜水肿和(或)伴感染有关，病期久或反复发作者发育落后。患儿可有血压增高和血尿。

(二)辅助检查

1.尿常规检查

尿蛋白明显增多，定性检查≥+++，24 小时尿蛋白定量≥50 mg/kg，随机或晨尿尿蛋白/肌酐≥2.0 mg/mg，国际小儿肾脏病研究组以>40 mg/($h \cdot m^2$)为大量蛋白尿标准。

2.血浆蛋白

血浆总蛋白浓度低于正常，白蛋白浓度下降更明显，常浓度<25 g/L，有时浓度<10 g/L，并有白蛋白、球蛋白比例倒置。球蛋白中 α_2、β 球蛋白和纤维蛋白原浓度增高。IgG 和 IgA 水平降低，IgE 和 IgM 水平有时升高。红细胞沉降率增快。

3.血清胆固醇

血清胆固醇浓度多明显增高，其他脂类如甘油三酯、磷脂等浓度也可增高。由于脂类浓度增高，血清可呈乳白色。

4.肾功能检查

肾功能检查一般正常。单纯性肾病患儿尿量极少时，可有暂时性氮质血症；少数肾炎性肾病患儿，可伴氨质血症及低补体血症。

(三)诊断标准

1.单纯性肾病

单纯性肾病具备以下4个特征：①全身水肿；②大量蛋白尿，尿蛋白定性常在＋＋＋以上，24小时尿蛋白定量＞0.1 g/kg；③低蛋白血症（血浆蛋白：儿童＜30 g/L，婴儿＜25 g/L）；④高脂血症（血浆胆固醇：儿童＞5.7 mmol/L，婴儿＞5.2 mmol/L）。其中以大量蛋白尿和低蛋白血症为必备条件。

2.肾炎性肾病

除单纯性肾病4个特征外，还具有以下4项中之1项或多项。①明显血尿：尿中红细胞计数＞10个/高倍视野（见于2周内3次离心尿标本）。②高血压持续或反复出现，学龄期儿童血压＞17.3/12.0 kPa（130/90 mmHg）或学龄前期儿童血压＞16.0/10.7 kPa（120/80 mmHg）并排除激素所致者。③持续性氮质血症血尿素氮＞10.71 mmol/L，并排除血容量不足所致者。④血总补体量或血清 C_3 补体反复降低。

3.先天性肾病

(1)多于生后6个月内起病。

(2)具备单纯性肾病4个特征。

(3)对肾上腺皮质激素耐药。

(4)病情严重。

4.继发性肾病

(1)有全身或其他系统病变（如紫癜、乙型肝炎、系统性红斑狼疮、糖尿病等）的临床与实验室诊断依据。

(2)具备单纯性或肾炎性肾病的特征。

(四)并发症

1.感染

常见感染有呼吸道、尿路感染及皮肤感染。多种病原体如细菌、病毒、真菌均可致病，还需注意在长期应用糖皮质激素者体内结核病灶的活动或播散。

2.高凝状态及血栓栓塞并发症

外周血管栓塞而引发的症状比较明显。肾静脉血栓形成，如急性发生且累及双侧时则有腹痛、血尿，腹部偶可触及肿大肾脏，肾功能减退；如缓慢发生时仅呈持续不缓解的蛋白尿。肺部血管受累时，轻者可无症状，重则咯血、呼吸急促、X线检查有浸润或梗死影、血气示低氧血症。

3.电解质紊乱

患儿常见低钠血症及低钾血症，此外多有低钙血症。

4.低血容量休克

低血容量休克表现为直立性低血压、四肢末梢发凉、皮肤发花、脉细数、心音低钝、血压下降。在出现此类症状时，除考虑血容量减少的各种病因外，还需考虑患儿有无肾上腺皮质功能不足。

5.急性肾衰竭

本病病程中偶可发生急性肾功能减退，原因如下：①低血容量、不恰当地使用大量利尿剂致肾血液灌注不足，甚至可致肾小管坏死；②严重的肾间质水肿，肾小管被蛋白管型堵塞以致肾小囊及近曲小管内静脉压力增高，使得肾小球滤过减少；③药物引起的肾小管间质病变；④并发双侧肾静脉血栓形成。

6.急性间质性肾炎

急性间质性肾炎常是由药物导致的过敏性间质性肾炎，表现有发热、皮疹、血中嗜酸细胞及IgE水平升高、尿中出现嗜酸性粒细胞、肾功能减退。

7.肾小管功能异常

病程久者可见一定程度的肾小管功能紊乱，尤其是近端小管功能改变，表现为糖尿、氨基酸尿、肾小管性蛋白尿、尿中失磷和(或)失钾、肾小管酸中毒等。少数患儿有浓缩功能障碍。

四、鉴别诊断

(一)急性肾小球肾炎

急性肾小球肾炎多见于溶血性链球菌感染之后，病初表现为晨起双睑水肿，以后发展至下肢及全身水肿，水肿为非凹陷性，可见肉眼血尿或镜下血尿。

(二)过敏性紫癜性肾炎

患儿除有水肿、血尿、蛋白尿等表现外，又有过敏性紫癜皮疹、关节肿痛、腹痛、便血等。

(三)乙型肝炎病毒相关性肾炎

多数患儿可有血尿和(或)蛋白尿，血清乙肝病毒抗原阳性，肾组织学改变为膜性肾病。

(四)狼疮性肾炎

狼疮性肾炎多见于10～14岁女性患儿,主要表现为水肿、蛋白尿、血尿及氮质血症,常伴有发热、皮疹、关节痛及贫血等。血清抗核抗体、抗双链DNA抗体及抗SM抗体阳性。

五、辨证论治

(一)肺脾气虚证

症状:全身水肿,面目为著,小便减少,面色无华,气短乏力,纳呆便溏,自汗出,易感冒,或有上气喘息,咳嗽,舌淡胖,脉虚弱,指纹淡。

辨证要点:全身水肿,气短乏力,纳呆便溏,咳嗽,舌淡胖,脉虚弱,指纹淡。

治法:益气健脾,宣肺利水。

方剂:防己黄芪汤合五苓散加减。

药物:黄芪、白术、茯苓、猪苓、泽泻、车前子、桂枝、防己。

(二)脾虚湿困证

症状:全身水肿,以肢体为著,面色萎黄,倦息乏力,纳少便溏,小便减少,或兼腹胀、胸闷,四肢欠温。舌淡胖,苔薄白,脉沉缓,指纹沉。

辨证要点:肢体水肿,面色萎黄,胸闷腹胀,纳少便溏,舌质淡,苔白滑。

治法:健脾利湿。

方剂:防己茯苓汤合参苓白术散加减。

药物:黄芪、人参、茯苓、白术、防己、桂枝、薏苡仁。

(三)脾肾阳虚证

症状:全身明显水肿,按之深陷难起,腰腹下肢尤甚,面白无华,畏寒肢冷,神疲喜卧,小便短少不利,可伴有胸腔积液、腹水、纳少便溏、恶心、呕吐。舌质淡胖或有齿印,苔白滑,脉沉细无力,指纹淡。

辨证要点:高度水肿,腰腹下肢为甚,面色㿠白,四肢不温,脉细无力,指纹淡。

治法:温肾健脾,化气行水。

方剂:偏肾阳虚者,真武汤合黄芪桂枝五物汤加减;偏脾阳虚者,实脾饮加减。

药物:制附子、干姜、黄芪,茯苓、白术、桂枝、猪苓、泽泻。

(四)肝肾阴虚证

症状:水肿或重或轻,头痛头晕,心烦躁扰,口干咽燥,手足心热或有面色潮红,五心烦热,盗汗,目睛干涩或视物不清,痤疮,失眠多汗。舌红苔少,脉弦细数,指纹紫淡。

辨证要点:水肿不重或无水肿,面色潮红,舌红苔少。

治法:滋阴补肾,平肝潜阳。

方剂:知柏地黄丸加减。

药物:熟地黄、山药、山茱萸、牡丹皮、茯苓、泽泻、知母、黄柏、女贞子、墨旱莲。

(五)气阴两虚证

症状:面色无华,神疲乏力,汗出,易感冒,或有水肿,头晕耳鸣,口干咽燥或长期咽痛,咽部暗红。手足心热,舌质稍红,苔少,脉细弱,指纹淡。

辨证要点:面色无华,神疲乏力,汗出,口干咽燥或长期咽痛,舌质稍红,苔少,脉细弱,指纹淡。

治法:益气养阴,化湿清热。

方剂:六味地黄丸加黄芪。

药物:黄芪、生地黄、山茱萸、山药、茯苓、泽泻、牡丹皮。

(六)气滞血瘀证

症状:面色晦暗或黧黑,肌肤甲错,水肿难消,常伴腰痛或血尿,舌质紫暗或有瘀点,脉涩或弦,指纹滞。

辨证要点:面色晦暗或黧黑,水肿难消,舌质紫暗。

治法:活血化瘀。

方剂:桃红四物汤加减。

药物:当归、川芎、桃仁、红花、白芍、熟地黄。

六、其他治法

(一)体针疗法

取肾俞、脾俞、太溪、足三里、三阴交、气海、水分,针刺,均用补法。隔天 1 次,7 次为 1 个疗程。

(二)耳针疗法

选穴:脾、肾、皮质下、肾上腺、膀胱。

每次取2～3穴，双侧，用中等刺激，留针30分钟或埋皮内针24小时，隔天1次，10次为1个疗程。

(三)推拿疗法

1.脾肾阳虚证

补肾3分钟，揉二马2分钟，揉丹田2分钟，揉神阙2分钟，推三关2分钟。

2.肝肾阴虚证

平肝2分钟，补肾2分钟，揉二马2分钟，揉三阴交2分钟。

(四)穴位贴敷疗法

1.脾虚湿困证

甘遂、大戟、芫花等量，共碾成极细末。每次1～3 g置脐内，外加纱布覆盖，胶布固定，每天换药1次，10次为1个疗程。

2.脾肾阳虚证

将商陆研极细末，每次取药末3～5 g、葱白1茎，捣融成膏，再加凉开水适量，调成糊状，取麝香粉0.1 g，放入神阙穴内，再将调好的药糊敷在上面，盖以纱布，胶布固定。每天换药1次，7天为1个疗程。

第四节　泌尿系统感染

一、概述

泌尿系统感染是小儿泌尿系统常见的疾病之一，通常是指细菌直接侵入所引起的尿路炎症，感染可累及尿道、膀胱、肾盂和肾实质，临床以脓尿和(或)菌尿为特征，可有尿路刺激症状，以及发热、腰痛等全身症状。小儿泌尿系统感染经积极合理的治疗，大多预后良好，反复感染者多伴有泌尿系统结构异常，可导致肾瘢痕形成，最终产生高血压、肾衰竭。反复泌尿系统感染是导致小儿慢性肾衰竭和终末肾状态的重要危险因素之一，临床应予重视。

二、病因病机

湿热之邪结于下焦所致者，属实证；脾肾本虚、湿浊下注膀胱者，多为虚中夹实；脾肾气虚、膀胱气化功能失司、气不化水者，为虚证。病位在肾与膀胱，病邪以湿热为主。

(一)湿热下注

本型多为外感湿热、阴部不洁或小儿内伤乳食所致。积滞化为湿热,湿热之邪客于肾与膀胱,湿热内阻,气化不利,开阖失司,膀胱失约而致尿频。

(二)脾肾气虚

尿频长期不愈或小儿素体虚弱,而致脾肾气虚。脾气虚则中气下陷,运化失常,水失制约;肾气虚则气化不利,开阖失司,导致膀胱失约,小便频数。

(三)阴虚内热

尿频日久,湿热留恋,损伤肾阴;脾肾阳虚,日久阳损及阴,肾阴不足;阳虚之证过用辛温之药,损伤肾阴;素体阴虚,均可致虚热内生,虚火客于膀胱,膀胱失约而致尿频。

本病外因归于湿热,内因为脾肾亏虚。其主要病理改变为湿热内蕴,脾肾气虚。若湿热日久伤及膀胱血络则出现血淋,湿热之邪煎炼尿液结为砂石则出现石淋。本病日久耗气伤阴,致肾阴肾阳皆不足,可化为虚实夹杂之候。脾肾气虚日久,损伤阳气,气不化水可致水肿;亦可致卫外不固,尿频反复发作,加重病情。

三、诊断

(一)临床表现

1.急性泌尿系统感染

急性泌尿系统感染指病程<6 个月的泌尿系统感染。

(1)新生儿期:多由血源性感染所致,男女发病相当,均以全身症状为主,常见发热、烦躁或嗜睡、面色发灰或苍白、呕吐、腹泻及黄疸等,严重时体温不升、惊厥。因尿路刺激症状多不明显,对于新生儿不明原因的发热,应及早做尿常规及血、尿培养以明确诊断。

(2)婴幼儿期:仍以全身症状为主,有发热、腹痛、腹泻、呕吐。随年龄增长,部分患儿可有尿路刺激症状,如排尿时哭闹、尿线中断、尿频、尿臭及夜间遗尿等,尿频可引发顽固性尿布皮炎。

(3)儿童期:与成人相似。下尿路感染时,膀胱刺激症状明显,表现为尿频、尿急、尿痛,有时尿臭、遗尿,不发热;出血性膀胱炎时,有终末血尿。上尿路感染多有发热、寒战、腰痛、肾区叩击痛,可有尿路刺激症状,部分有血尿,肾功能正常。

急性泌尿系统感染初治后可出现复发和再感染。复发指治疗后菌尿转阴，停药后＜6 周原致病菌尿再现，同时出现临床症状。这可能与疗程过短、耐药菌产生或小儿存在泌尿系统畸形有关。1 年内复发≥3 次被称为频复发，多见有泌尿系统解剖异常的小儿。再感染是指初次感染治愈，停药后≥6 周出现另一种致病菌引起的泌尿系统感染。

2.慢性泌尿系统感染

病程＞6 个月为慢性泌尿系统感染。本病病情轻重不一，轻症者症状不明显；反复发作者，可有发热、乏力、消瘦、腰痛、贫血、生长发育迟缓；重症者，肾实质受损，出现肾功能不全，尿浓缩功能受损为其早期表现，血压升高提示可能有肾瘢痕形成。

(二)辅助检查

1.尿常规

清洁中段尿沉渣镜检白细胞计数≥5 个/高倍视野，应考虑泌尿系统感染，白细胞成堆或有白细胞管型意义更大。部分泌尿系统感染患儿时有血尿，尿蛋白阴性或少量(＜++)；若持续尿蛋白＞++，则提示肾实质损伤。

2.尿培养及菌落计数

尿培养及菌落计数是诊断泌尿系统感染的重要证据，两者须在抗生素应用之前同标本送检。不同的留尿方法真性菌尿的菌落计数标准不同。清洁中段尿标本培养阳性时，若菌落计数≥10^5/mL，提示为真性菌尿；若菌落计数为 10^4～10^5/mL，男孩有诊断价值，女孩为可疑；当菌落计数＜10^4/mL 或多种杂菌生长时，则以尿液污染可能大，污染可来自外阴、前尿道、容器及接种过程。而导尿标本菌落计数≥10^3/mL 或膀胱穿刺尿样培养阳性即为真性菌尿。对于尿液污染的病例，应再消毒复查或更换采集方法；高度可疑泌尿系统感染而普通尿培养阴性者，应做 L 型菌高渗培养或厌氧培养。近年来，通过对发热小儿的脓尿、菌尿进行调查，有学者提出真性菌尿的菌落计数的临界值为 5×10^4/mL。

3.尿涂片

混匀新鲜尿液一滴涂片烘干，革兰或亚甲蓝染色，置油镜下观察，若细菌数≥1 个/高倍视野有诊断意义(与尿中菌落计数＞10^5/mL 相当)。此法简单快捷，较为可靠。

4.亚硝酸盐还原试纸条

亚硝酸盐还原试纸条可作为泌尿系统感染的过筛检查，此法简便可靠，阳性率可达 80%～90%。但粪球菌和结核杆菌阴性，尿中缺乏亚硝酸盐或抗菌治疗后可影响结果。

5.X 线检查

一般初诊泌尿系统感染的患儿(尤其<3 岁或男童),都应做静脉肾盂造影,必要时还可做排泄性膀胱造影断层摄片或肾 CT 检查,以了解肾形态大小,有无尿路畸形、梗阻、结石,以及膀胱输尿管反流和肾瘢痕形成。

6.B 超检查

B 超检查可准确测定肾大小,了解肾外形,判断有无肾内囊肿、肾盂积水、肾和输尿管结石及膀胱异常。

7.核素肾静态扫描

核素肾静态扫描有助于了解部分肾功能,判断尿路梗阻;二巯基琥珀酸扫描则对肾瘢痕形成有诊断价值。

8.肾实质损伤指标

肾实质损伤指标包括反映肾小球滤过功能的血尿素氮、肌酐和内生肌酐清除率,反映远端小管功能的尿浓缩试验,以及反映近端小管重吸收功能的尿 β_2-微球蛋白等测定。尿微白蛋白和尿酶的测定,既有助于肾实质受累的判断,又可辅助泌尿系统感染的感染定位。

9.血培养

新生儿和婴幼儿泌尿系统感染应做血培养。

(三)诊断流程

1.诊断标准

泌尿系统感染的诊断应从如下方面考虑评价。①尿路感染症状,如尿频、尿急、尿痛或高热、腰痛等。②离心尿白细胞计数≥5 个/高倍视野或成堆。③中段尿培养菌落计数≥10^5/mL。④膀胱穿刺尿培养阳性。⑤离心尿沉渣涂片革兰染色,细菌>1 个/油镜视野。

具有典型的尿路感染症状+白细胞尿/脓尿+1 次真性菌尿检出即可确诊泌尿系统感染。具有(1)和(或)(2)时,临床高度怀疑泌尿系统感染,尚不足以诊断,需同时具备(3)(4)(5)中 1 项以上的菌尿证据方可确诊。(3)或(4)可作为泌尿系统感染诊断的独立条件。亚硝酸盐还原试纸检查作为菌尿的过筛检查,只是有参考价值。尿培养结果受到采样方法和时机的影响,应做好消毒防污染措施,力争在抗感染治疗前送检尿培养和药物敏感试验,指导诊治。婴幼儿因排尿症状多不明显而易于误诊,应注意相关尿检以防漏诊。

2.定位诊断

区分肾盂肾炎和膀胱炎对指导治疗及随访检查非常重要，因此应尽可能从临床、检验及影像学上加以鉴别。一般小儿肾盂肾炎高热明显，血白细胞计数、红细胞沉降率、C反应蛋白浓度及降钙素原水平更高，年长儿可有背部或胁肋部痛，肾脏触痛阳性。而膀胱炎罕有体温>38 ℃，常有下腹痛和膀胱/排尿功能异常症状，如尿频、尿痛、排尿困难或迟疑、尿急和遗尿等。核素肾静态扫描是诊断肾盂肾炎最重要的影像学检查，一般在急性感染的2周内进行。

3.寻找泌尿系统感染诱因

膀胱输尿管反流、梗阻性尿路病和排空功能紊乱是泌尿系统感染的常见原因，应仔细询问患儿的排尿习惯、有无排尿功能障碍及便秘。体格检查时，应注意有无包茎、阴唇粘连、脊柱裂等，并综合上述检查结果进行评价。

四、鉴别诊断

（一）急性肾小球肾炎

初期可有轻微尿路刺激症状，尿常规检查中红细胞计数增多，有少数白细胞，但多有管型及蛋白尿，且多伴水肿、高血压及尿培养阴性有助鉴别。

（二）肾结核

肾结核多见于年长儿，有结核接触史及结核感染中毒症状，结核菌素试验阳性。如病变累及膀胱可出现血尿、脓尿及尿路刺激症状，尿液中可查到结核分枝杆菌，静脉肾盂造影可见肾盂肾盏出现破坏性病变。

（三）高钙尿症

高钙尿症可表现有尿频、脓尿等，但尿钙/尿肌酐>0.20、24小时尿钙>4 mg/kg及尿培养阴性有助鉴别。

五、辨证论治

（一）膀胱湿热证

症状：小便频数刺痛，点滴而下，黄赤或混浊。大便秘结，小腹胀满，甚则痛引脐中，哭闹不安，或伴发热，舌红、苔黄厚腻，脉滑数，指纹紫。

辨证要点：起病急，尿频，尿急，尿痛，小便短赤。

治法：清热解毒，利湿通淋。

方剂：八正散加减。

药物：车前子(包煎)、瞿麦、萹蓄、滑石(先煎)、栀子、甘草、通草、灯心草、大黄等。

(二)心火炽盛证

症状:小便频急,灼热刺痛,尿色黄赤甚则尿血,少腹拘急,口舌生疮,心烦失眠,面色红赤,口渴欲饮冷,大便秘结,舌尖红、苔黄,脉滑数,指纹紫。

辨证要点:小便频急,灼热刺痛,口舌生疮,心烦失眠,面色红赤,口渴欲饮冷。

治法:清心泻火,导赤通淋。

方剂:导赤散加减。

药物:地黄、甘草、淡竹叶、灯心草、黄连、黄芩、莲子心、茯苓、滑石(先煎)、白茅根等。

(三)肝肾阴虚证

症状:病程较久,小便淋漓,色黄短赤,低热盗汗,五心烦热,颧红咽干,夜寐不安,腰膝酸软,目眩耳鸣,舌红而嫩、苔少,脉细数,指纹淡。

辨证要点:小便淋漓,腰膝酸软,低热盗汗,五心烦热,颧红咽干,夜寐不安。

治法:滋阴降火,利湿通淋。

方剂:知柏地黄丸加减。

药物:熟地黄、山茱萸、山药、泽泻、牡丹皮、茯苓、知母、黄柏、石韦等。

(四)气阴两虚证

症状:病势缠绵,时轻时重,尿频淋漓,腰膝酸痛,面色苍白,神疲乏力,气短懒言,五心烦热,失眠,潮热,盗汗,咽部暗红,舌淡、苔少,脉细数,指纹淡。

辨证要点:尿频,盗汗,五心烦热,舌红,苔少。

治法:益气养阴,利湿通淋。

方剂:六味地黄丸合四君子汤加减。

药物:熟地黄、山茱萸、山药、泽泻、牡丹皮、茯苓、人参、白术、萹蓄、瞿麦、甘草等。

(五)脾肾气虚证

症状:病程日久,小便频数,淋漓不尽,尿色混浊,神倦乏力,面色萎黄,食欲缺乏,小腹坠胀,腹痛绵绵,大便稀溏,甚则畏寒怕冷,手足不温,眼睑水肿,舌质淡或有齿痕、苔薄腻,脉细弱,指纹淡。

辨证要点:小便频数,淋漓不尽,神倦乏力,面色黄萎,食欲缺乏。

治法:健脾补肾,利湿通淋。

方剂:缩泉丸加减。

药物:乌药、益智仁、山药、白术、薏苡仁、淫羊藿、石韦等。

六、其他治法

(一)体针疗法

1.实证

主穴:委中、下髎、阴陵泉、束骨。

配穴:小便灼热、刺痛者,加曲池;尿血者,加血海、三阴交;少腹胀满者,加曲泉;寒热往来者,加内关;腰痛者,加耳穴,取肾。

2.虚证

主穴:委中、阴谷、复溜、照海、太溪。

配穴:腰背酸痛者,加关元、肾俞;多汗者,补复溜、泻合谷;尿频、尿痛者,加中极、阴陵泉;低热、盗汗者,加中脘、照海;形寒肢冷、大便稀薄者,加关元、肾俞。

(二)点穴疗法

本法适用于各证。

方法:以示指或拇指在穴位上点按 30 次左右,以得气为度,继而由轻到重,每次持续 30 分钟,每天 1~2 次。

主穴:肾俞、膀胱俞、三阴交、关元。

配穴:小肠俞、阴陵泉、大钟、复溜。

(三)耳穴疗法

本法适用于各证。

选穴:肾、膀胱、三焦、肝、脾、心、小肠。

将王不留行籽置于 0.5 cm×0.5 cm 的胶布,固定于上述穴位,轻者单侧,重者双侧,压贴 3 天更换 1 次。每天患儿可自行触压各穴 6 次,以增强疗效。

(四)推拿疗法

1.实证

先用拇指、示指及中指提拿小腹部肌肉,后用掌摩之;继用拇指按揉膀胱俞、肾俞、肺俞、太溪,重点为阳陵泉、三阴交;最后揉按背部,重点为膀胱俞、肾俞、腰骶部。

2.虚证

(1)先揉按小腹部,重点为关元、中极、气海、水道;继用拇指按揉足三里、三阴交;最后掌擦腰背部,重点为气海俞、膀胱俞。

(2)每天下午揉丹田 200 次、摩腹 20 分钟、揉龟尾 30 次。学龄期儿童可用擦法，横擦肾俞、八髎，适用于脾肾气虚证。

(五)药浴疗法

本法适用于膀胱湿热证。

金银花 30 g、蒲公英 30 g、地肤子 30 g、艾叶 30 g、赤芍 15 g、通草 6 g、苦参 10 g、蛇床子 10 g。将上述药物布包水煎，注意温度，避免烫伤。坐浴，每天 1～2 次，每次 15～20 分钟，用于治疗尿频、尿急、尿痛。

(六)外洗疗法

本法适用于实证。

外阴部感染患儿出现局部红肿或溃烂，可用野菊花 30 g、金银花 30 g、黄柏 15 g、苦参 15 g、车前草 30 g，煎汤，温洗，每天 3 次。

第六章 儿科其他常见疾病

第一节 川 崎 病

一、概述

川崎病于1967年被日本川崎富作医师首次报道并命名，是一种以全身性中、小动脉炎性病变为主要病理改变的急性发热出疹性疾病，其临床特点为发热伴皮疹、指(趾)红肿和脱屑、口腔黏膜和眼结膜充血及颈淋巴结肿大，故又称为皮肤黏膜淋巴结综合征。发病年龄以5岁以内尤其是婴幼儿为主，男孩多见。本病呈散发或小流行，四季均可发病，但以每年4月至5月及11月至次年1月发病相对较多。该病发病率呈逐年增高趋势，已成为我国儿科住院的常见病之一。川崎病为自身免疫性血管炎综合征，最严重的危害是冠状动脉损害，未经有效治疗的患儿发生率为20%～25%，已取代风湿热成为儿科最常见的后天性心脏病并引起人们的重视。

二、病因病机

本病的发生与感受温毒之邪有关，小儿脏腑娇嫩，形气未充，易为邪侵。邪毒自口鼻、皮毛而入，邪束于外，毒陷于内，小儿属纯阳之体，骤受毒邪后，正邪相争，毒邪易从火化，因此见发热；卫气被邪郁遏，肌肤失于温养，因此见微恶风寒；温热邪毒上攻，因此见口微渴、目赤；邪毒蕴于肌腠，与气血相搏，发于肌腠而初现皮疹，发于黏膜而见口唇泛红；温热毒邪炼液成痰，痰火结于颈部而见颈部淋巴结肿大；邪毒侵犯肺经，致肺气清肃失司，可见咳嗽；毒热内迫营分，窜于肌肤血络而见斑疹布露，流注关节因此见手足硬肿潮红；毒热炽盛，耗伤阴津，因此见舌质红绛如杨梅；阴津不足，则口唇皲裂。

三、诊断

(一)临床表现

1.主要表现

(1)发热:常为稽留热或弛张热,可在 40 ℃以上,持续 7～14 天或更长,抗生素治疗无效。高热时,可有全身不适、食欲差、烦躁不安或嗜睡。

(2)球结合膜充血:多于起病 3～4 天出现,双眼球结合膜血管明显充血,无脓性分泌物,睑结膜充血少见,热退后消散。

(3)唇及口腔表现:口唇充血及皲裂,舌乳头突起、充血似杨梅舌,口腔及咽黏膜弥漫性充血,呈鲜牛肉色。

(4)皮肤表现:多形性红斑或猩红热样皮疹,常在第 1 周出现于躯干及四肢,偶有痛痒,无水疱或结痂。肛周皮肤发红、脱皮。有的婴儿卡介苗接种处重新出现红斑、硬肿、疱疹或结痂(接种后 3 个月至 3 年易出现),这对不典型川崎病的诊断有重要价值。

(5)手足症状:急性期出现手足硬性水肿和掌跖红斑,恢复期在指趾末端沿指趾甲与皮肤交界处出现膜样脱皮,这一症状为本病较特征性的表现。指、趾甲有横沟,称 Beau 线。重者指、趾甲可脱落。

(6)颈淋巴结肿大:单侧或双侧,坚硬有触痛,表面不红,无化脓,病初热退时消散。有时也伴枕后、耳后淋巴结肿大。

2.心脏表现

起病的 1～6 周可出现心肌炎、心包炎、心内膜炎、心律失常或心功能减弱的症状。心电图示低电压、PR 或 QT 间期延长、STT 改变等。患儿脉搏加速,听诊时可闻心动过速、奔马律、心音低钝,可发生瓣膜关闭不全及心力衰竭。冠状动脉病变是川崎病的严重并发症,包括冠状动脉扩张和冠状动脉瘤。冠状动脉病变累及其主干近端及左前降支最为多见,其次为累及左冠状动脉主干及右冠状动脉,累及左回旋支少见,罕见孤立的远端动脉瘤。冠状动脉瘤指冠状动脉内径>3 mm、形状不规则且局部内径大于附近内径的 1.5 倍的瘤样改变,并发冠状动脉瘤患儿可出现面色苍白、乏力、胸痛、腹痛及无诱因哭闹、晕厥等小儿不典型的心肌梗死症状,需格外注意。一般将冠状动脉病变严重的程度分为 4 度。

(1)正常(0 度):冠状动脉无扩张。

(2)轻度(Ⅰ度):瘤样扩张明显而局限,内径<4 mm。

(3)中度(Ⅱ度):可为单发多发或广泛性,内径为 4～7 mm。

(4)重度(Ⅲ度):巨瘤内径≥8 mm,多为广泛性,累及1支以上,巨瘤发生率较低,仅为0.8%,但预后不良。冠状动脉损害可以引起患儿心肌缺血、心肌梗死及猝死。

3.其他临床表现

患儿可有神经系统症状(无菌性脑脊髓膜炎、面神经麻痹、听力丧失、易激惹惊厥、意识障碍等)、间质性肺疾病、消化系统症状(腹痛、呕吐、腹泻、胆囊积液多出现于亚急性期,可发生严重腹痛、腹胀及黄疸)、尿道炎、虹膜睫状体炎、关节炎等。极少数患儿急性期发生休克或巨噬细胞活化综合征危及生命。其中,神经系统症状中最常见的是无菌性脑脊髓膜炎,发生率约25%,多发生于病初2周。部分患儿颅压增高,表现为前囟隆起。少数患儿颈项强直,可有嗜睡、双眼凝视、昏迷等意识障碍,脑脊液淋巴细胞计数轻度增多,糖、氯化物正常,蛋白含量绝大多数正常,临床症状多在数天内消失。

面神经麻痹多见于严重患儿,常为外周性麻痹,可能是血管炎症反应波及面神经,或邻近部位血管病变,如动脉瘤形成、动脉扩张等,导致一过性压迫面神经所致。恢复期患儿由于大脑中动脉狭窄或闭塞可引起肢体瘫痪,则容易遗留后遗症,较为少见。急性期患儿也有颅内出血的报道,有致命危险,应积极抢救。

(二)辅助检查

1.血液学检查

急性期外周血白细胞计数增高,以中性粒细胞为主伴核左移,半数以上可见轻度贫血,多为正细胞正色素性贫血,多数患儿C反应蛋白浓度明显增高,可达100 mg/L以上,红细胞沉降率增快,第1小时达100 mm以上。血小板计数早期正常,第2~3周明显增多。谷丙转氨酶和谷草转氨酶水平升高,清蛋白浓度降低,高密度脂蛋白浓度降低,纤维蛋白原及*D*-二聚体水平升高。

2.免疫学检查

血清IgG、IgM、IgA、IgE和血液循环免疫复合物水平升高。辅助性T细胞2生成细胞因子如肿瘤坏死因子-6水平明显增高,血清总补体和C_3水平正常或增高。

3.心电图检查

早期心电图示窦性心动过速,非特异性STT变化,PR间期延长;心包炎时可有广泛ST段抬高和低电压;心肌梗死时相应导联有ST段明显抬高,T波倒置及异常Q波。

4.胸部 X 线检查

胸部 X 线检查可示肺部纹理增多、模糊或有片状阴影,心影可扩大。

5.超声心动图检查

超声心动图检查是诊断和评估冠状动脉病变最敏感、简便的方法,极易显示冠状动脉的近端病变,但对远端则较差,是本病最重要的辅助检查手段。急性期可协助医师诊断及病情评估,伴有冠状动脉病变者则为长期随访最可靠的无创伤性检查方法。川崎病急性期患儿中,半数中可发现各种心血管病变如心包积液,左心室扩大,二尖瓣、主动脉瓣或三尖瓣反流,冠状动脉扩张或冠状动脉瘤,应定期复查心脏超声,通常发病 2 周、4 周、8 周复查。8 周冠状动脉内径正常者再发生冠状动脉扩张的概率很低,但在 6 个月、1 年、2 年、3 年及 5 年仍应复查。合并冠状动脉并发症患儿应根据病情增加复查频率,尤其是冠状动脉巨大瘤患儿。

6.冠状动脉造影检查

超声检查有多发性冠状动脉瘤,或心电图有心肌缺血表现者,应做冠状动脉造影检查。造影检查可准确评估冠状动脉狭窄、闭塞程度及远端病变,还可同时对患儿进行冠状动脉储备功能测定,必要者行冠状动脉介入治疗。但心脏导管冠状动脉造影是有创性检查,有一定的风险。冠状动脉造影的适应证:①有心肌缺血症状,且可能需要经导管介入治疗;②无创影像检查不能提供满意图像,且无显著危险者;③需要冠状动脉造影图像指导冠状动脉内血栓的溶栓治疗。

(三)诊断标准

1.完全或典型川崎病

发热 5 天以上,伴下列 5 项临床表现中 4 项者,排除其他疾病后,即可诊断为川崎病。

(1)四肢变化:急性期出现掌跖红斑、手足硬性水肿,恢复期出现指趾端膜状脱皮。

(2)多形性皮疹。

(3)眼结合膜充血,非化脓性。

(4)口唇充血皲裂,口腔黏膜弥漫充血,舌乳头呈杨梅舌。

(5)颈部淋巴结肿大,直径≥1.5 cm。

如上述 5 项临床表现中不足 4 项,但超声心动图有冠状动脉损害,也可确诊为川崎病。

2.不典型川崎病

患儿发热≥5天，但是在其他5项临床特征中仅具有2项或3项，都应该考虑不完全性川崎病。在诊断不典型川崎病的过程中，要保证满足以下2个条件。

(1)受不明原因影响而持续发热不低于5天，同时伴有以上其他诊断标准当中的2～3项。

(2)出生时间不低于半年的婴儿，除了持续发热以外，只满足其他1～2项，则需要采取心脏彩超检查的方式，并对红细胞沉降率作出评价。

3.不完全性川崎病

部分患儿仅表现为发热和单纯淋巴结增大，年龄较大，常因误诊为淋巴结炎而延误诊治。其发生冠状动脉并发症，尤其是冠状动脉瘤的危险更大，需引起重视。不完全性川崎病的诊断标准如下。

(1)卡介苗接种处再现红斑。

(2)血小板计数显著增多。

(3)C反应蛋白浓度、红细胞沉降率明显增加。

(4)超声心动图显示冠状动脉扩张或动脉壁灰度增强。

(5)心脏出现杂音(二尖瓣关闭不全或心包摩擦音)。

(6)低蛋白血症或低钠血症。

四、鉴别诊断

本病需与各种发热出疹性传染病、病毒感染、急性淋巴结炎、葡萄球菌感染、类风湿病及其他结缔组织病、病毒性心肌炎、风湿性心脏病等鉴别。

(一)猩红热

两者鉴别点如下。

(1)皮疹在发病后第3天才开始出现。

(2)皮疹形态接近麻疹和多形红斑。

(3)好发于婴幼儿及较小儿童。

(4)应用青霉素治疗无疗效。

(二)幼年类风湿病

两者鉴别点如下。

(1)发热期较短，皮疹较弥漫。

(2)手足硬肿，显示掌跖潮红。

(3)类风湿因子阴性。

(三)渗出性多形红斑

两者鉴别点如下。

(1)眼、唇部无脓性分泌物及假膜形成。

(2)出现皮疹不包括水疱和结痂。

(四)系统性红斑狼疮

两者鉴别点如下。

(1)皮疹在面部不显著。

(2)白细胞总数及血小板计数一般升高。

(3)抗核抗体阴性。

(4)好发人群是婴幼儿及男孩。

(五)金黄色葡萄球菌感染

金黄色葡萄球菌感染引起的中毒休克综合征全身中毒症状严重,有休克表现并见感染灶。

(六)出疹性病毒感染

两者鉴别点如下。

(1)唇部潮红、干裂、出血,呈杨梅舌。

(2)手足硬肿、掌跖潮红及后期出现指/趾端膜状脱皮。

(3)眼结膜无水肿或分泌物。

(4)白细胞总数及粒细胞百分数均增高,伴核左移。

(5)红细胞沉降率及C反应蛋白浓度均显著增高。而麻疹有Kopik斑,白细胞计数减少。

(七)急性淋巴结炎

两者鉴别点如下。

(1)颈淋巴结肿大及压痛较轻,局部皮肤及皮下组织无红肿。

(2)无化脓病灶。

(八)病毒性心肌炎

两者鉴别点如下。

(1)冠状动脉病变突出。

(2)出现特征性手足改变。

(3)高热持续不退。

(九)风湿性心脏病

两者鉴别点如下。

(1)冠状动脉病变突出。

(2)无有意义的心脏杂音。

(3)发病患儿以婴幼儿为主。

五、辨证论治

(一)急性期(发病1～2周)

症状:高热不退,烦渴,躯干见多形红斑,四肢硬肿,双眼结膜充血,唇红干裂,口腔黏膜充血,舌红苔光。

治法:清热解毒,疏风透疹。

方剂:银翘散合解毒透疹汤加减。

药物:金银花、连翘、大黄(后下)、黄连、黄芩、赤芍、牡丹皮、僵蚕、蝉蜕、桑叶、菊花、薄荷。

(二)亚急性期(发病3～4周)

1.气营两燔证

症状:壮热,不恶寒反恶热,面赤,多汗,心烦,渴喜凉饮,皮疹开始隐退,体温逐渐下降,结膜充血基本消失,淋巴结肿大有触痛,大便不通,小便赤,舌红起刺苔光,脉洪大有力。

治法:清气凉营。

方剂:白虎汤合清营汤加减。

药物:石膏、知母、粳米、甘草、玄参、牡丹皮、赤芍、金银花、连翘。

2.热盛阴伤证

症状:壮热不退,斑疹密布,疹色赤紫可融合成片,唇红、干、破裂,口腔黏膜鲜红,双目红赤,颈部触及肿大淋巴结,四肢末梢肿胀发硬,皮肤干燥,心悸,胸闷,舌红起刺,苔光,脉细数无力。

治法:清热养阴生津。

方剂:竹叶石膏汤加减。

药物:淡竹叶、石膏、知母、半夏、麦冬、人参、茯苓、甘草。

(三)后期

1.气阴两伤证

症状:形体消瘦,体温正常,汗多,气短,皮肤干燥,干咳,口干渴,皮疹消失,指趾脱皮，乏力纳少，手足心热，舌红起刺少苔，脉细虚无力。

治法：益气养阴。

方剂：生脉散合沙参麦冬汤加减。

药物：麦冬、甘草、贝母、知母、黄芪、青蒿、鳖甲（先煎）、当归、苦参。

2.毒陷厥阴证

症状：身灼热，神昏谵语或昏聩不语，舌謇肢厥，腹胀，便溏，咽干口燥，少气懒言，乏力，舌色鲜红，苔光剥，脉细数。

治法：清心凉营，豁痰开窍。

方剂：紫雪丹合安宫牛黄丸加减。

药物：牛黄、郁金、犀角（水牛角代）、黄芩、黄连、雄黄、栀子、朱砂、冰片、麝香、珍珠等。

六、其他治法

（一）针刺疗法

（1）取大椎、曲池、合谷、委中、关冲、外关、十宣，快针强刺激，泻法，不留针，每天1次，5天为1个疗程，用于治疗热在气营之证。

（2）取心俞、神门、内关、曲泽、大陵、膻中，用平补平泻法，留针20分钟，每天1次，5天为1个疗程，用于治疗热在营血、扰动心神之证。

（二）推拿疗法

（1）开天门、运太阳、推坎宫、清天河水、清肺经、推脊，用于治疗热在气营之高热。

（2）清天河水、清心经、揉小天心、揉小横纹、清板门、退六腑、清肝经，治疗热入营血、口糜心烦之证。每天1次，5天为1个疗程。

（三）外敷法

（1）鸡蛋清、蜂蜜各少许，加大黄末6 g，调敷胸口。

（2）葱白10 g、豆豉6 g，共捣如泥，敷于两手心4小时。

（3）大黄15 g、虎杖30 g，75％乙醇100 mL，将大黄、虎杖放入乙醇中浸泡48小时备用。用时以棉花球蘸取药液敷贴于脐部，再以胶布固定，同时保持棉球湿度。适用于发热重、正气不衰者。

（4）金黄膏适量，涂于棉纸或纱布上，敷肿大的颈部淋巴结，每天1～2次。

第二节 过敏性紫癜

一、概述

过敏性紫癜是儿童时期最常见的血管炎之一，是一种侵犯皮肤和其他器官细小动脉和毛细血管的过敏性血管炎，以非血小板减少性紫癜、关节炎或关节痛、腹痛、胃肠道出血及肾脏损害为主要临床表现。1837 年 Schonlein 提出本病的三联症状，即紫癜样皮疹、关节炎和尿沉渣异常。1874 年 Henoch 又提出除上述症状外，还可出现腹痛和血便。此后，许多学者将这些症状联系起来，称为 Schonlein-Henoch 紫癜、Henoch-Schonlein 紫癜或 IgA 相关性血管炎。本病多发生于学龄期儿童。

本病属于中医“血证”“紫癜”“葡萄疫”等范畴。

二、病因病机

过敏性紫癜的发生与外感风湿热毒伤络、饮食失节蕴生内热有关。病之初起，热灼络脉，迫血妄行，外溢肌肤而紫癜散布，内伤胃肠血络则便血、呕血，下伤膀胱血络则尿血；继而阴血耗伤，虚火内生，复伤血脉，故紫癜反复发作，时发时止；病久，血虚累及气分，气血俱虚，不能摄血，血不循经，溢于脉外。其病位总在血分，又因离经之血不能速散而瘀阻于内，瘀血滞留，致血行障碍，血不归经，可使出血加重或反复出血。

三、诊断

（一）临床表现

多数患儿在发病前 1～3 周有上呼吸道感染史。本病发病多急骤，以皮肤紫癜为首发症状，部分病例首先出现腹痛、关节炎或肾脏症状。本病早期可出现不规则发热、乏力、全身不适、食欲缺乏、头痛、腹痛及关节疼痛等非特异性表现。

1.皮肤症状

皮疹是本病的主要症状，主要分布在负重部位，多见于下肢远端，其次见于臀部，其他部位如上肢、面部也可出现，躯干部罕见。特征性皮疹为高出皮肤，初为小型荨麻疹或粉红色斑丘疹，压之不褪色的紫癜。皮损部位还可形成出血性水疱，甚至坏死，出现溃疡。紫癜可融合成片，最后变为棕色。皮疹多对称分布，成批出现，一般4周后消退，不留痕迹；也可迁延数周或数月。部分病例间隔数周、数月后又复发。除紫癜性皮疹外，常同时合并荨麻疹及出现在头皮、手背或足背的血管神经性水肿，这为本病皮肤症状的又一特点。

2.消化道症状

消化道症状较为常见，约2/3患儿出现消化道症状，一般出现在皮疹发生1周以内。最常见症状为腹痛，多表现为阵发脐周绞痛，也可波及腹部任何部位，可有压痛，但很少有反跳痛，可伴有呕吐、腹泻。约1/3患儿大便潜血阳性，部分患儿出现血便，甚至呕血。如果腹痛在皮肤症状之前出现，易误为外科急腹症，甚至误行手术治疗。少数患儿可并发肠套叠、肠梗阻、肠穿孔及出血性小肠炎。

3.肾脏表现

国内报道，30%～60%患儿出现肾脏损害。肾脏症状可发生于过敏性紫癜病程的任何时期，多数于紫癜后2～4周出现，但也可出现于皮疹消退后或疾病静止期。一般在紫癜发生后6个月内，出现血尿和(或)蛋白尿，称为紫癜性肾炎。肾脏症状表现轻重不一，与肾外症状的严重度无一致性关系，可仅为无症状性血尿(镜下或肉眼血尿)和(或)蛋白尿，也可表现为肾炎综合征(水肿、少尿高血压及尿常规改变)或肾病综合征，少数患儿呈急进性肾小球肾炎表现，出现高血压、肾衰竭等。虽然半数以上患儿的肾脏损害可以临床自行痊愈，但少数患儿的血尿、蛋白尿及高血压可持续很久。

4.关节症状

大多数患儿仅有关节疼痛，少数可表现为关节炎，关节和关节周围肿胀、疼痛及触痛，可同时伴有活动受限。大关节如膝关节、踝关节为最常受累部位，其他关节如腕关节、肘关节及手指也可受累。关节腔内有浆液性渗出，但一般无出血，关节病变常为一过性，多在数天内消失而不留关节畸形。

5.其他症状

中枢神经系统症状，如昏迷、蛛网膜下腔出血、视神经炎及吉兰巴雷综合征。此外，还可出现肌肉内、结膜下及肺出血，反复鼻出血，心肌炎，心包炎，腮腺炎及睾丸炎。肺出血罕见但易致命。

(二)辅助检查

1.血液学检查

白细胞计数正常或增加，中性和嗜酸性粒细胞计数可增高；除非严重失血，一般无贫血；血小板计数正常甚至升高，出血和凝血时间正常，血块退缩实验正常，部分患儿毛细血管脆性试验阳性。

红细胞沉降率正常或增快；血清补体 C_3、C_4 水平正常或升高；抗 O 可阳性；抗核抗体及 RF 阴性；半数血清 IgG 和 IgA 水平升高，IgM 水平可减少，以 IgA 水平升高最明显，2～3 个月恢复正常。

2.尿液检查

患儿可有血尿、蛋白尿和管型尿，50%患儿于 3 个月内消失，80%患儿于 1 年内消失。有消化道出血者，大便隐血试验阳性。

3.免疫学检查

抑制性 T 细胞活性下降，辅助性 T 细胞水平增高，B 细胞数量增加及活性增强。肿瘤坏死因子 α、白介素 6 及白介素 8 水平升高。

4.腹部超声检查

腹部超声检查有利于早期诊断肠套叠。出现中枢神经系统症状患儿可予头颅 MRI；肾脏症状较重和迁延患儿可行肾穿刺以了解病情给予相应治疗。

5.脑电图检查

脑电图检查异常发生率为 30%～75%，主要见于急性期，可无中枢神经系统症状，有关节症状者脑电图异常率较低。脑电图异常有慢波、尖波和阵发性发作等。

6.心电图检查

心电图异常发生率约 28%，多见于重型病例，主要表现为窦性心动过速、窦性心动过缓、频发性房性或频发性室性期前收缩、STT 改变、QT 间期延长和完全性右束支传导阻滞。

（三）病理改变

患儿局部出现血管炎性改变。皮肤损害表现充血水肿及黏膜下出血，显微镜下血管壁有大量白细胞浸润、上皮细胞增殖、纤维样坏死和红细胞渗出。结肠损害为肉眼可见结肠充血水肿、黏膜下出血及溃疡。显微镜下其血管病变和皮肤病变相似。肾损害表现为亚急性肾小球肾炎，局灶性肾小球肾炎伴内皮细胞增殖，血小板血栓堆积于毛细血管中，纤维蛋白、γ-球蛋白和补体沉积于肾小球。

（四）诊断标准

过敏性紫癜的诊断有赖于患儿的临床表现，目前诊断标准参见国际风湿病联盟和儿童风湿病国际研究组织及欧洲儿科风湿病协会的诊断标准（表 5-1）。

表 5-1　过敏性紫癜诊断标准

1.皮肤紫癜	分批出现的可触性紫癜，或下肢明显的瘀点，无血小板计数减少
2.腹痛	急性弥漫性腹痛，可出现肠套叠或胃肠道出血
3.组织学检查	典型的白细胞碎裂性血管炎，以 IgA 为主的免疫复合物沉积，或 IgA 沉积为主的增殖性肾小球肾炎
4.急性关节炎或关节痛	(1)关节炎：急性关节肿胀或疼痛伴有活动受限 (2)关节痛：急性关节疼痛不伴有关节肿胀或活动受限
5.肾脏受累	(1)蛋白尿：＞0.3 g/24 h，或晨尿样本白蛋白肌酐比≥30 mmoL/mg (2)血尿、红细胞管型：红细胞计数≥5 个/高倍视野，或尿潜血≥＋＋，或尿沉渣见红细胞管型

注：其中第 1 条为必要条件，加上 2～5 中的至少 1 条即可诊断为过敏性紫癜；非典型病例，尤其在皮疹出现之前已出现其他系统症状时易误诊，需注意鉴别诊断。

(五)并发症

1.肾炎

这是本病最常见的并发症之一，其发病率国外报道为 22%～60%，国内报道为 12%～49%。一般于紫癜出现后 1～8 周发生，轻重不一，有的仅有短暂血尿，有的很快进展为肾衰竭，主要表现为肉眼血尿(30%)、蛋白尿(＜1 g/d 占 50%～60%)、水肿、高血压，偶可见肾病综合征(尿蛋白＞3.5 g/d 者占 15%～39%)，肾活检有一定程度改变者为 80%，90%～95%于数周至数月恢复正常，发展成慢性肾炎者少见(6%)，少数可表现为肾病综合征。过敏性紫癜所引起的肾炎与 IgA 肾炎有时无法区别，但单核及 T 细胞浸润只见于前者，而 IgA 肾炎起病常呈血尿而无全身症状，多见于青壮年，有助鉴别。肾活检显示有节段性或少见的弥漫性肾小球增殖，伴毛细血管被纤维蛋白样物质闭塞。

2.哮喘

患儿偶见有哮喘，声带部水肿引起的呼吸道阻塞是一种严重的并发症，但较为罕见。

本病还有并发心肌梗死、肝大、缺血坏死性胆管炎及睾丸出血的报道。

四、鉴别诊断

(一)特发性血小板减少性紫癜

根据皮肤紫癜的形态不高出皮肤，分布不对称及血小板计数减少，不难鉴别。过敏性紫癜皮疹如伴有血管神经性水肿、荨麻疹或多形性红斑更易区分。

(二)败血症

脑膜炎双球菌败血症引起的皮疹与紫癜相似,但本症中毒症状重,白细胞计数明显增高,刺破皮疹处涂片检菌可为阳性。

(三)风湿性关节炎

两者均可有关节肿痛及低热,于紫癜出现前较难鉴别;随着病情的发展,皮肤出现紫癜,则有助于鉴别。

(四)肠套叠

肠套叠多见于婴幼儿。如患儿阵阵哭闹叫,腹部触及包块,腹肌紧张时应疑为该病。钡灌肠透视可予鉴别。但过敏性紫癜可同时伴有肠套叠,因此应引起注意。

(五)阑尾炎

两者均可出现脐周及右下腹痛伴压痛。但过敏性紫癜腹肌不紧张,皮肤有紫癜,可予鉴别。

五、辨证论治

(一)风热伤络证

症状:下肢、臀部对称性紫癜,颜色鲜红、形状大小不一,抚之碍手,伴瘙痒、发热、微恶风寒、咳嗽、咽痛,或伴关节肿痛、腹痛、便血等。舌红,苔薄黄,脉浮数。

辨证要点:全身紫癜,颜色鲜红,或有瘙痒感,伴发热、微恶风寒、咳嗽、咽红。舌红苔薄黄,脉浮数。

治法:疏风清热,解毒凉血。

方剂:银翘解毒汤加减。

药物:金银花、连翘、牛蒡子、紫草、荆芥、防风、地肤子、生地黄、牡丹皮、桔梗、甘草、蝉蜕(后下)。

(二)血热妄行证

症状:起病急骤,皮肤瘀斑成片,色深紫,伴鼻、齿、便、尿等多部位出血,壮热烦渴,关节肿痛,或见大便干结,小便短赤。舌红绛,苔黄,脉滑数。

辨证要点:起病急,皮肤瘀点、瘀斑密集成片,色泽鲜红。舌质红,苔黄略干,脉数有力。

治法:清热解毒,凉血止血。

方剂：清瘟败毒散或犀角地黄汤加减。

药物：水牛角（先煎）、牡丹皮、生地黄、生石膏、玄参、知母、赤芍、黄连、黄芩、连翘、栀子、甘草。

（三）瘀血阻络证

症状：紫癜病程校长，反复发作，出没迟缓，色紫暗或紫红。关节痛及腹痛，面及下眼睑青暗，皮肤粗糙，白睛布紫或紫红色血丝，咽干。舌体暗或有瘀斑，苔薄白或薄黄，脉涩或弦。

辨证要点：病程较长，紫癜色紫黯或紫红，关节疼痛，或伴腹痛、尿血。舌黯红或有瘀点，苔微黄，脉弦涩。

治法：活血化瘀，祛风利湿。

方剂：桃红四物汤加减。

药物：桃仁、红花、当归、川芎、生地黄、白芍、紫草、防风、苍术、牡丹皮、蝉蜕。

（四）胃肠瘀热证

症状：皮肤紫斑色暗或起疮，多见于关节周围，伴有关节肿痛灼热，尤以膝、踝关节多见，四肢沉重，肢体活动受限；可伴有腹痛、纳呆、泄泻、渴不欲饮、大便不调、便血、尿血。舌质红，苔黄腻，脉滑数或弦数。

辨证要点：皮肤紫斑色黯，多见于关节周围，伴有关节肿痛灼热，四肢沉重，肢体活动受限。舌质红，苔黄腻，脉滑数或弦数。

治法：清肠泄热，破瘀化斑。

方剂：大黄牡丹汤加减。

药物：大黄（后下）、牡丹皮、桃仁、冬瓜仁、葛根、黄连、防风、黄芩、蝉蜕、甘草。

（五）气不摄血证

症状：紫癜反复发作，迁延不愈，瘀点、瘀斑隐约散在，色较淡，面色少华，神疲气短，食欲缺乏，头晕心悸。舌淡，苔薄，脉细无力。

辨证要点：病程较长，紫癜反复发作，色泽淡紫。舌淡，苔薄白，脉细弱或沉弱。

治法：健脾益气，养血活血。

方剂：八珍汤加减。

药物：党参、黄芪、白术、茯苓、当归、木香（后下）、川芎、熟地黄、白芍、丹参、炙甘草。

（六）肝肾阴虚证

症状：皮肤瘀点、瘀斑色黯红，时发时隐，或紫癜消失，伴腰膝酸软，五心烦热，潮热盗汗，头晕耳鸣，口燥咽干，大便干燥，尿血。舌红少津，苔少，脉弦细数。

辨证要点：起病缓，病程长，皮肤紫癜时发时止，瘀斑色暗红。舌红少津，脉细数。

治法：滋阴降火，凉血止血。

方剂：大补阴丸和茜根散加减。

药物：熟地黄、龟甲（先煎）、黄芩、知母、牡丹皮、茜草根、玄参、仙鹤草、甘草。

六、其他治法

（一）熏蒸疗法

本法适用于所有证。

由于瘀血贯穿了过敏性紫癜的病程始终，因此临床中常使用具有活血化瘀作用的中药进行熏蒸治疗。活血化瘀的中药加上温热蒸汽，可使局部气血经络得到温通，从而缓解关节肿痛，促进皮肤紫癜的消退，减少紫癜的复发。

药物组成：红花、丹参、川芎、赤芍等各 20 g。

操作方法：将粉碎好的红花、丹参、川芎、赤芍等用纱布包好，放入熏蒸床内煎煮 30 分钟，调节熏蒸床温度 39～41 ℃，时间设定为 30 分钟，待熏蒸床温度升至 35～38 ℃时，患儿入床取平卧位进行治疗。治疗结束后，为患儿擦干汗液，协助饮水，休息至汗落离开。

（二）灌肠疗法

本法适用于腹型过敏性紫癜。

药物组成：仙鹤草、延胡索、荷叶、白芍各 10 g，甘草 5 g。血热妄行者，加用地榆炭、槐花各 10 g；气不摄血者，加用黄芪、乌药各 10 g。

具体操作：以上药物适量（按患儿年龄选择），水煎取汁 30～50 mL（室温），保留灌肠，每 2 天 1 剂，酌情连用 3～7 天。

（三）耳穴疗法

本法适用于所有证。

基础选穴：选取皮质下、内分泌、肾上腺、肝、脾为主穴。气虚不摄者，加肺，重按脾；气血两虚者，加心、胃，重按肝、脾、肾上腺；血热妄行者，加大肠、小肠、三焦、耳尖；腹痛者，加胃、腹痛点；关节痛者，加交感、神门；鼻出血者，加内鼻、外鼻、肺。

具体操作：王不留行籽贴压，每天按压 4 次，每次 3～5 分钟，以胀、痛、麻等感觉为度。

(四)体针疗法

本法适用于过敏性紫癜湿热痹阻证。

取穴：内关、尺泽、中脘、天枢、气海、阴陵泉、阳陵泉、足三里、血海。

具体操作：内关采用捻转补法，尺泽采用捻转泻法，中脘、气海、足三里、阴陵泉、阳陵泉采用提插补法，天枢、血海平补平泻，留针 30 分钟，每天 1 次，5 次为 1 个疗程，间隔 2 天进行下个疗程。

(五)贴敷疗法

本法适用于腹型过敏性紫癜。

药物组成：黄芩、牛蒡子、白鲜皮、土茯苓、赤芍、紫草、延胡索各 30 g。

取穴：足三里、三阴交、血海、曲池。

具体操作：以上药物共研成细末，使用时调成糊状，贴于足三里、三阴交、血海、曲池。每天 1 次，每次贴敷 2～5 小时，双侧穴位交替贴敷。

第三节 抽动障碍

一、概述

抽动障碍是起病于儿童或青少年时期的一种神经精神障碍性疾病，临床以不自主、反复、突发、快速、重复、无节律性的一个或多个部位运动抽动和(或)发声抽动为主要特征。本病好发年龄 5～10 岁，男孩多于女孩，男女比例(3～5)∶1。少数患儿至青春期可自行缓解，有的患儿可延续至成人。

本病属于中医学“肝风”“慢惊风”“抽搐”“瘛疭”“筋惕肉瞤”等范畴。

二、病因病机

本病病因多与先天禀赋不足、产伤、窒息、感受风邪、疾病影响、情志失调等因素有关，多由五志过极、风痰内蕴而引发。病位主要在肝，与心肺脾肾相关。肝体阴而用阳，喜条达而主疏泄，为风木之脏，主藏血、藏魂，其声为呼，其变动为握，开窍于目，故出现不自主动作，如挤眼、皱眉、摇头、仰颈、耸肩及怪声秽语等，均与肝风妄动有关。

三、诊断

(一)临床表现

1.基本症状

抽动主要表现为运动抽动或发声抽动,发生在单个部位或多个部位,包括简单或复杂2种形式。运动抽动的简单形式是眨眼、耸鼻、歪嘴、耸肩、转肩或斜肩等,复杂形式如蹦跳、跑跳和拍打自己等。发声抽动的简单形式是清理喉咙、吼叫声、嗤鼻子、犬叫声等,复杂形式是重复语言、模仿语言、秽语(骂脏话)等。抽动症状的共同特点是不随意、突发、快速、重复和非节律性,可以受意志控制在短时间内不发生,但却不能较长时间地控制自己不发生抽动症状。在受到心理刺激、情绪紧张、躯体疾病或其他应激情况下发作较频繁,睡眠时症状减轻或消失。

2.各型症状

(1)短暂性抽动障碍:又称抽动症,为最常见类型。主要表现为简单的运动抽动症状。首发于头面部者最多,如眨眼、耸鼻、皱额、张口、侧视、摇头、斜颈和耸肩等。少数表现为简单的发声抽动症状,如清嗓、咳嗽、吼叫、嗤鼻、犬叫或“啊”“呀”等单调的声音;也可见多个部位的复杂运动抽动,如蹦跳,跑跳和拍打自己等。部分患儿的抽动始终固定于某一部位;另一部分患儿的抽动部位则变化不定,可从一种表现转变为另一种表现,例如开始为眨眼,持续2个月后眨眼消失,继之以斜颈;还有部分患儿可能表现为多个部位的运动抽动症状,如皱额、斜颈和上肢抽动等。本型起病于学龄早期,4～7岁小儿最常见,男性为多。抽动症状在一天内多次发生,至少持续2周,但不超过1年。

(2)持续性(慢性)运动或发声抽动障碍:多数患儿表现为简单或复杂的运动抽动,少数患儿表现为简单或复杂的发声抽动,一般不会同时存在运动抽动和发声抽动。抽动症状发生部位除头面部、颈部和肩部肌群外,还有上下肢或躯干肌群,且症状表现形式一般持久不变。某些患儿的运动抽动和发声抽动在病程中交替出现。例如,首发为简单的皱额和踢腿,持续半年后这些症状消退,继之以清嗓声。抽动症状可能每天发生,也可能断续出现,但间歇期不会超过2个月。慢性抽动障碍病程,往往超过1年以上。

(3)Tourette综合征:又称发声与多种运动联合抽动障碍或抽动秽语综合征。以进行性发展的多部位运动抽动和发声抽动为主要特征。一般首发症状为简单的运动抽动,以面部肌肉的抽动最多,呈间断性;少数患儿的首发症状为简单的发声抽动。随着病程进展,出现抽动症状的部位增多,逐渐累及到肩部、颈部、四肢或躯干等部位，表现形式也由简单抽动发展为复杂抽动，由单一运动抽动或发声抽动发展成两者兼有，发生频率也增加，其中约30%患儿出现秽语症或亵渎行为。多数患儿每天都有抽动发生，少数患儿的抽动呈间断性，但发作的间歇期不会超过2个月。病程持续迁延，对社会功能影响很大。

3.其他症状

部分患儿伴有重复语言和重复动作、模仿语言和模仿动作。40%～60%患儿合并强迫性格和强迫症状，50%～60%患儿合并注意缺陷多动障碍，还可合并情绪不稳或易激惹、破坏行为和攻击性行为、睡眠障碍、幻听、被动体验等症状。使用中枢兴奋剂治疗注意缺陷多动障碍，常诱发抽动症状或使原有的抽动症状加重。

(二)辅助检查

50%～60%患儿脑电图异常，合并注意缺陷多动障碍者的脑电图异常率更高，表现为额叶中部β慢波和棘波增多。有的患儿常规脑电图正常，但在诱发实验时异常，如手的简单和复杂运动诱发实验中额叶中部的α波减少，在音乐听觉诱发实验时额叶和顶叶的α波减少。但目前的研究尚未发现脑电图和脑地形图有确切的特异性生物学标志。10%Tourette综合征患儿的CT检查有非特异性异常，正电子发射断层成像显示脑基底节部位对葡萄糖的利用率高。此外，可选择进行头颅MRI、血铅、抗链球菌溶血素、铜蓝蛋白测定、神经系统体征检查等以利于鉴别诊断。可测耶鲁综合抽动严重程度量表、多发性抽动综合量表等以了解抽动病情轻重程度；必要时可进行注意缺陷多动障碍量表、儿童行为量表、学习困难量表、智商测定量表等测量以了解共患病情况。

(三)诊断标准

目前主要采用临床描述性诊断方法，依据患儿抽动症状及相关伴随精神行为表现进行诊断。参考美国精神医学协会出版的《精神障碍诊断和统计手册(第5版)》抽动障碍诊断标准。

1.暂时性抽动障碍

(1)单一或多种运动和(或)发声抽动。

(2)自第1次抽动发生起持续少于1年。

(3)18岁之前发生。

(4)这种障碍不能归因于某种物质(例如可卡因)的生理效应或其他躯体疾病(例如亨廷顿氏舞蹈病、病毒后脑炎)。

(5)不符合 Tourette 氏障碍、持续性(慢性)运动或发声抽动障碍的诊断标准。

2.持续性(慢性)运动或发声抽动障碍

(1)单一、多种运动或发声抽动持续存在于病程中,但并非运动和发声抽动两者都存在。

(2)抽动症状发生的频率可以有多有少,但自第1次抽动发生起持续至少1年。

(3)18岁之前发生。

(4)这种障碍不能归因于某种物质(例如可卡因)的生理效应或其他躯体疾病(例如亨廷顿氏舞蹈病、病毒后脑炎)。

(5)不符合暂时性抽动障碍、Tourette 氏障碍的诊断标准。

3.Tourette 氏障碍

(1)在病程的某段时间存在多种运动和1个或更多的发声抽动,尽管不一定同时出现。

(2)抽动症状发生的频率可以有多有少,但自第1次抽动发生起持续超过1年。

(3)18岁之前发生。

(4)这种障碍不能归因于某种物质(例如可卡因)的生理效应或其他躯体疾病(例如亨廷顿氏舞蹈病、病毒后脑炎)。

(5)从不符合持续性(慢性)运动或发声抽动障碍、暂时性抽动障碍的诊断标准。

四、鉴别诊断

(一)神经系统疾病

小舞蹈症、肝豆状核变性、癫痫性肌阵挛等神经系统疾病都有运动障碍,但这些疾病除了肢体或躯干的运动异常以外,多有相应的神经系统症状、体征,以及实验室检查的阳性发现,而且一般没有发声抽动,经相应治疗有效。

(二)强迫症

强迫症的强迫性动作与具有重复刻板特点的运动抽动相似,但强迫性动作是有意识的动作,患儿主观上知道自己的动作无意义、不必要,有克服的愿望。这种自我强迫和反强迫意识的同时存在使患儿感到焦虑和痛苦,部分强迫性动作继发于强迫性怀疑等强迫性思维。抽动障碍则缺乏这些特点,可与之鉴别。

(三)分离障碍

分离障碍发作时患儿可表现为抽动样或痉挛样的行为异常,但分离障碍患儿有确切的、强烈的心理因素作为病因，症状变化与心理因素有关，去除心理因素，经过相应的心理治疗以后，患儿症状可完全缓解。抽动障碍虽然在应激的情况下症状加重，但在没有心理因素时同样有抽动症状发生。

（四）急性肌张力障碍

此为抗精神病药物的不良反应，表现为突发的局部肌群的张力增高，持续一段时间后暂时缓解，以颈面部为多，也可发生在肢体，有肯定的抗精神病药物服用史。抽动障碍为快速、重复、刻板的肌肉抽动，受意志控制在短时间内可以不发生。根据各自的特点可以作出鉴别。但当抽动障碍患儿在使用氟哌啶醇治疗过程中出现急性肌张力障碍时，应当仔细鉴别，以免将药物所致的急性肌张力障碍误认为抽动症状的加重而增加药物剂量，导致更严重不良反应。

五、辨证论治

（一）肝亢风动证

症状：抽动频繁有力，面部抽动明显，不时喊叫，声音高亢，多动难静，任性，自控力差，甚至自伤自残。烦躁易怒，头晕，头痛，胁下胀满。舌红，苔白或薄黄，脉弦有力。

辨证要点：抽动频繁有力，面部抽动明显，自控力差，甚至自伤自残。烦躁易怒，头晕头痛，胁下胀满。舌红，苔白或薄黄，脉弦有力。

治法：平肝潜阳，息风止动。

方剂：天麻钩藤饮加减。

药物：天麻、钩藤、石决明、栀子、黄芩、益母草、茯神、全蝎等。

（二）外风引动证

症状：喉中异声或秽语，挤眉眨眼，每于感冒后症状加重，常伴鼻塞流涕，咽红咽痛，或有发热。舌淡红，苔薄白，脉浮数。

辨证要点：喉中异声或秽语，常伴鼻塞流涕，咽红咽痛，或有发热。舌淡红，苔薄白，脉浮数。

治法：疏风解表，息风止动。

方剂：银翘散加减。

药物：金银花、连翘、牛蒡子、薄荷、桔梗、枳壳、黄芩、荆芥穗、木瓜、伸筋草、天麻、全蝎等。

（三）痰火扰神证

症状：抽动有力，喉中痰鸣，异声秽语，偶有眩晕，睡眠多梦，喜食肥甘，烦躁易怒，口苦口干，大便秘结，小便短赤。舌红，苔黄腻，脉滑数。

辨证要点：抽动频繁有力，口出异声秽语。眩晕，多梦，烦躁易怒，大便秘结，小便短赤。舌红，苔黄腻，脉数。

治法：清火涤痰，宁心安神。

方剂：黄连温胆汤加减。

药物：黄连、法半夏、陈皮、枳实、竹茹、茯苓、瓜蒌、胆南星、石菖蒲等。

(四)气郁化火证

症状：挤眉眨眼，张口噘嘴，拨头耸肩，发作频繁，抽动有力，口出异声秽语，烦躁易怒，注意力不集中，面红耳赤，头晕头痛，胸胁胀闷，口苦喜饮，大便秘结，小便短赤。舌质红，舌苔黄，脉弦数。

辨证要点：抽动症状频繁有力，面红目赤，大便秘结，小便短赤。舌红，苔黄，脉弦数。

治法：清泻肝火，息风止动。

方剂：清肝达郁汤加减。

药物：栀子、菊花、牡丹皮、柴胡、薄荷、钩藤、白芍、蝉蜕、琥珀粉、茯苓等。

(五)脾虚痰聚证

症状：抽动日久，发作无常，抽动无力，嘴角抽动，皱眉眨眼，喉中痰声，形体虚胖，食欲缺乏，困倦多寐，面色萎黄，大便溏。舌淡红，苔白腻，脉沉滑。

辨证要点：抽动无力，面黄体瘦，胸闷作咳，纳少厌食。舌质淡，苔白或腻，脉沉缓。

治法：健脾柔肝，行气化痰。

方剂：十味温胆汤加减。

药物：陈皮、法半夏、枳实、茯苓、炒酸枣仁、五味子、太子参、白术等。

(六)阴虚风动证

症状：肢体震颤，筋脉拘急，摇头耸肩，挤眉眨眼，口出秽语，咽干清嗓，形体消瘦，头晕耳鸣，两颧潮红，手足心热，睡眠不安，大便干结，尿频或遗尿。舌红绛、少津，苔少光剥，脉细数。

辨证要点：肢体震颤，筋脉拘急，形体消瘦，五心烦热，大便干结。舌质红绛，苔光剥，脉细数。

治法：滋阴养血，柔肝息风。

方剂：大定风珠加减。

药物：龟甲、鳖甲、牡蛎、地黄、阿胶、鸡子黄、麦冬、白芍、甘草等。

六、其他治法

（一）针刺治疗

主穴：百会、四神聪、风池、合谷、内关、肝俞、脾俞、太冲、足三里穴。

配穴：眨眼者，加印堂、攒竹、迎香；皱眉者，加印堂、鱼腰、丝竹空；耸鼻者，加攒竹、迎香；口角抽动者，加地仓、颊车；面部抽动者，加地仓、颊车、四白；颈部抽动者，加天柱、大椎、列缺；肩部抽动者，加肩髃、肩髎、肩贞；上肢抽动者，加外关、肩髃、曲池、手三里、内劳宫；腹部抽动者，加天枢、关元、中脘；下肢抽动者，加丰隆、阳陵泉；喉出怪声者，加廉泉、天突、膻中、鱼腰；注意力不集中者，加神门；情绪不稳、烦躁者，加神庭；睡眠不好者，加安眠、照海；肝风内动证者，加行间；心脾两虚证者，加心俞、丰隆、膈俞。

针刺深度根据患儿的胖瘦情况及穴位的可刺深度而定，疗程视病情而定。

（二）耳针疗法

耳穴贴压或耳穴微电流刺激。

主穴：皮质下、神门、心、肝、肾、脾、交感。

配穴：眨眼、皱眉者，加目1；皱鼻、吸鼻者，加内鼻、外鼻；咧嘴、努嘴者，加口；四肢抽动者，加交感；喉中异声者，加咽喉。

每5天1次，每天按压刺激3次，每次2分钟；休息2天，再进行下次治疗。

（三）推拿疗法

推揉脾土，捣小天心，揉五指节，运内八卦，分阴阳，推上三关，揉涌泉、足三里。

（四）心理行为疗法

1.心理支持法

向家长讲解抽动障碍的性质，让家长了解心理治疗的重要性，消除家长对患儿病情的过分焦虑、担心、紧张的心态。注意对患儿的教育方法，以建立起良好的信任关系。不要溺爱患儿，对患儿合理定位，培养患儿独立面对困难、挫折的能力及适应社会环境的能力，培养患儿积极乐观的生活态度。年龄较大、有自主调节能力的患儿，在专业医师的指导下学习心理暗示、放松情绪。关心爱护患儿，主动亲近患儿，使其心理上感到温暖。鼓励患儿正常交往，帮助其正确处理与同伴的关系，正确面对讥讽、嘲笑。正确处理好学习问题，改正不良学习习惯，提高自信心，消除其自卑心理，及时帮助患儿纠正其不良动作和行为。

2.行为矫正法

当患儿出现面部及肢体抽动时，立即利用对抗反应来加以控制。同时，让患儿认识到抽动的不良性，并对自身的病情有一个比较正确的认识，积极争取情况改善。

3.行为转移法

在症状发生时转移注意力，停止当前正进行的活动转为更具吸引力的活动。对年龄较小的患儿，由家长引导在症状出现时分散其注意力以缓解症状

第四节 注意缺陷多动障碍

一、概述

注意缺陷多动障碍是一种儿童时期较常见的神经发育障碍性疾病，以注意障碍、过度的活动、冲动控制力差为主要临床特征。有关注意缺陷多动障碍的描述和研究，至今已有 100 多年的历史。早在 19 世纪，医学文献上就已有类似注意缺陷多动障碍的记载，当时称为“冲动性愚鲁”。1902 年，Still 首次对注意缺陷多动障碍的临床特征进行了系统的描述，Still 认为症状主要是行为的意志控制方面存在缺陷所致。在此之后，多动被认为是该症的主要特征。1947 年，Strauss 从病因角度将之命名为“轻微脑损伤综合征”。1949 年，Clements 又改称为“轻微脑功能失调”。20 世纪 70 年代，Douglas 提出在这个障碍中，多动不是这些小儿唯一的或主要的问题，主要问题是注意的保持和冲动控制的缺陷。注意缺陷开始引起了人们的关注。以后 Barkley 等进一步证实了上述看法，并且发现多动更多出现在需要保持安静或作业时，而不是出现在自由活动时。

1977 年的《国际疾病分类(第 9 版)》中，将本病命名为儿童期多动综合征。至 1980 年，美国精神医学协会出版的《精神障碍诊断和统计手册(第 3 版)》将本病正式命名为注意缺陷障碍。1983 年，Douglas 将本病的基本缺陷归于注意唤起调节和抑制性控制的缺乏。进一步的研究又发现活动过度也是该症的主要特征。所以，1987 年《精神障碍诊断和统计手册(第 3 版修订版)》改称为注意缺陷多动障碍，并分为注意障碍和注意障碍伴多动两型。1994 年，《精神障碍诊断和

统计手册(第 4 版)》将其分为多动/注意缺陷混合型、注意缺陷为主型和多动/冲动为主型。2001 年,我国的《精神障碍分类与诊断标准(第 3 版)》将其称为多动与注意缺陷障碍(又称儿童多动症)。2013 年颁布的《精神障碍诊断和统计手册(第 5 版)》仍称为注意缺陷多动障碍,但对注意缺陷多动障碍不再具体分型,而是用特别说明替代。近年来,世界卫生组织在《国际疾病分类(第 9 版)》和《国际疾病分类(第 10 版)》中将该疾病命名为儿童多动综合征,而在最新《国际疾病分类(第 11 版)》中将其命名为注意缺陷多动障碍,本书采用这一命名。但无论是多动症还是注意缺陷多动障碍,均不涉及病因,都只是症状描述用语。

本病在古代医籍中未见专门记载,根据本病患儿神志涣散、多语多动、冲动不安,可归入“脏躁”“躁动”证中;由于患儿智能正常或基本正常,但活动过多、注意力集中困难会导致学习成绩下降,故又与”健忘”“失聪”证有关。

二、病因病机

本病主要病变在心、肝、脾、肾。其基本病机为先天禀赋不足和(或)后天调护不当导致脏腑功能失常,阴阳平衡失调。具体病机如下。

(一)先天不足

若父之精血不足,母之气血虚弱,则致小儿先天禀赋不足,肾精亏虚,髓海失充,元神失藏,则出现神思涣散、动作笨拙、多动不能自控。肾阴不足,水不涵木,或脾虚不运,肝血失充,肝体失养,肝阳偏亢,可见性情执拗、冲动任性、兴奋不安。

(二)痰火扰心

小儿脾常不足,喂食不当,饥饱不常;或纵其喜好,饮食偏嗜,过食肥甘,酿生湿热。脾失健运,聚湿成痰,痰浊内蕴;或痰热内酿,痰火扰心,则出现多动不宁、心烦易怒、上课注意力不集中等。

(三)气虚血亏

心藏神,为智慧之源,心神得养则神志清晰、思维敏捷。若心气不足,心神失养,则可出现神志不定、反应迟钝、健忘等。脾胃为生化之源,后天之本,过食生冷或病后失养,导致脾胃虚弱,脾胃受损,气血生化乏力,无以充养心神,则心神不宁而见注意力涣散、多动不安等。

(四)瘀血阻络

脑为元神之府,若分娩时有难产、产伤、窒息,或头部外伤,致气血瘀滞,瘀阻脑窍,髓海失充,元神失藏,则出现神思涣散、多动不能自控等症状。

(五)情志失调

肝主疏泄,性喜条达,若情志失调,五脏失和,则气机不畅,郁久化火,内扰心神,则冲动任性、性情执拗,多动难以静坐。

三、诊断

(一)临床表现

注意缺陷多动障碍的主要临床表现为注意集中困难、活动过度和冲动,并常伴有学习困难、情绪和行为方面的障碍。

1.注意集中困难

注意缺陷多动障碍患儿注意力很易受环境的影响而分散,因而注意力集中的时间短暂。因此,患儿在听课、做作业或做其他事情时,注意力常常难以持久,好发愣走神;经常因周围环境中的动静而分心,并东张西望或接话茬;做事往往难以持久,常常一件事未做完,又去做另一件事;难以始终地遵守指令而完成任务;做事时也不注意细节,常因粗心大意而出错;经常有意回避或不愿意从事需要较长时间集中精力的任务,如写作业,也不能按时完成这些任务。常常丢三落四,遗失自己的物品或好忘事;与他/她说话,也常常心不在焉,似听非听等。

2.活动过度

活动过度是指与同年龄、同性别大多数儿童相比,儿童的活动水平超出了与其发育相适应的应有的水平。活动过度多起始于幼儿早期,但也有部分患儿起始于婴儿期。在婴儿期,患儿表现为格外活泼,常从摇篮或小车里向外爬,开始走路时往往以跑代步;在幼儿期后,患儿表现为好动、坐不住、喜好登高爬低、翻箱倒柜、难以安静地玩耍。上学后,因受到纪律等限制,患儿活动过度表现更为突出。患儿上课时坐不住,在座位上扭来扭去,小动作多,常常玩弄铅笔、橡皮甚至书包带,与同学说话,甚至下座位;下课后患儿招惹同学、话多、好奔跑喧闹、难以安静地玩耍。进入青春期后,患儿小动作减少,但可能主观感到坐立不安。

3.冲动

患儿自我克制能力差,容易激惹,在遇到一些不愉快的刺激时,往往过分激动,或作出愤怒反应,常因一些小事与同学争吵打架。他们在行动之前,不经大脑考虑,也不顾后果,以致感情用事、小题大做,甚至在冲动之下伤人毁物。患儿情绪不稳,哭笑无常,要求必须立刻满足,显得很任性,否则会哭闹发脾气。

4.认知障碍与学习困难

本病部分患儿存在空间知觉障碍、视听转换障碍等。虽然患儿智力正常或接近正常，但由于注意障碍、活动过度和认知障碍，患儿常常出现学习困难，学业成绩常明显落后于智力应有的水平。

5.共患病

超过65％注意缺陷多动障碍患儿共患其他发育障碍、精神心理障碍或躯体疾病。诊疗中，特别需要注意儿科共患病，明确主次，以制订不同的治疗及管理方案。常见共患病如下。

(1)睡眠问题与睡眠障碍：注意缺陷多动障碍与睡眠问题和睡眠障碍共患率高。睡眠问题主要表现为就寝抵抗、睡眠启动障碍、夜醒、晨醒困难、日间思睡等。睡眠障碍主要表现为不宁腿综合征、周期性肢体运动障碍和阻塞性睡眠呼吸暂停等。

(2)语言障碍：多见于注意缺陷多动障碍混合型和多动冲动为主型患儿，且共患语言障碍的注意缺陷多动障碍患儿表现出的学习能力更低。

(3)特定学习障碍：共患学习障碍的注意缺陷多动障碍患儿最需要特殊教育帮助。注意缺陷多动障碍患儿共患阅读障碍比例较高，多见于注意缺陷多动障碍注意缺陷为主型和混合型患儿。

(4)抽动障碍：注意缺陷多动障碍是最常见使抽动障碍复杂化的共患病，约50％抽动障碍共患注意缺陷多动障碍。这类病例的社会功能损害程度通常由注意缺陷多动障碍决定，因此药物治疗注意缺陷多动障碍比控制抽动更重要，但控制抽动也是治疗目标之一。

(5)遗尿症：共患遗尿症的注意缺陷多动障碍治疗更困难、依从性相对较低，故在治疗注意缺陷多动障碍同时，必须兼顾遗尿症的评估和治疗。

(6)破坏性行为障碍：更容易与混合型注意缺陷多动障碍共患，主要包括对立违抗障碍和品行障碍。

(7)孤独症谱系障碍：15％～25％注意缺陷多动障碍患儿共患孤独症谱系障碍，50％～70％孤独症谱系障碍患儿共患注意缺陷多动障碍。需针对患儿具体情况制订个体化治疗及干预、管理方案。

(8)其他共患病：尚有全面发育迟缓、发育性运动协调障碍、社交障碍、儿童失神癫痫、心境障碍与焦虑障碍等。

(二)诊断方法

12岁以前出现核心症状且伴单一或多个功能损害(如学业、社会功能等)的

4～18 岁小儿应尽早启动筛查和评估，在全面临床访谈和心理社会评估基础上进行诊断。特别需要注意的是 6 岁以下小儿诊断注意缺陷多动障碍应谨慎，筛查阳性者可列为监测对象进行监测、随访，暂不轻易诊断。

1.病史采集

(1)应了解小儿出生后气质特点，哭闹、睡眠情况，言语、动作和智力发育情况如何等。主要围绕注意缺陷多动障碍主要临床表现、病程、共患病、社会功能和影响因素进行病史采集。患儿有无铅暴露、双酚 A 等环境暴露，以及是否长期摄入富含加工肉类、披萨、零食、动物脂肪、氢化脂肪和盐等的西式饮食。

(2)兄弟姐妹、父母或其他亲属有无注意缺陷多动障碍疾病史。母亲孕期和围生期有无直接或间接吸烟、饮酒、感染、中毒、营养不良、服药、产前应激，胎儿是否出现宫内窘迫、出生时脑损伤、出生窒息、低出生体重等。

(3)需要注意可能存在的精神障碍史。访谈并观察家长和小儿(包括精神状态评估、行为观察)：父母关系是否良好、父母情绪是否稳定及教育方式是否恰当(如消极、挑剔和严厉)等。重视教师提供的在校信息，结合小儿临床评估和实验室检查结果综合判断。①从父母或养育人处采集相关信息时，应注意核心症状出现的场合(如家庭及托幼机构或学校等)与发育年龄的匹配性，以及是否存在功能损伤。②从学校采集相关信息时，应注意囊括核心症状及强度、功能损伤程度、共患病情况等，了解小儿学习成绩。可通过书信和(或)电话及教师问卷等获取以上信息。

2.一般的体格检查和神经系统检查

注意生长发育、营养状况、听力和视力情况及精神状态，神经系统检查主要包括肌张力、协调和共济运动、触觉辨别、生理反射及病理反射。

3.行为观察和临床会谈

通过观察患儿在诊室的行为表现，以及与患儿进行有目的地交谈，了解患儿精神状态、心理状况、语言能力、认知水平、情绪和社会行为。

4.心理评定

(1)智力测验：常用中国修订的韦氏学龄前儿童智力量表和韦氏学龄儿童智力量表。注意缺陷多动障碍小儿大多智力正常，极少数处于临界状态。

(2)学习成就和语言能力测验：国外常用广泛成就测验和伊利诺斯语言发育测验。通过该类测验可发现注意缺陷多动障碍小儿是否有学习成绩低下或语言方面的问题。

(3)注意测定：常用持续性操作测验，注意缺陷多动障碍小儿可出现注意持续短暂，易分散。

(4)其他神经心理测验：包括 Strop 测验、H-R 成套神经心理测验等。

(5)量表：目前临床常用问卷有如下几种。①注意缺陷多动障碍诊断量表父母版：内容涉及注意力缺陷、多动-冲动核心症状等共 18 个条目，用于注意缺陷多动障碍症状评定。②Vanderbilt 父母及教师评定量表：内容涉及注意力缺陷、多动-冲动、对立违抗障碍、品行障碍、焦虑或抑郁、抽动障碍，以及学习问题、人际关系共 8 方面，用于注意缺陷多动障碍症状、共患病及功能损害评定。③Swanson，Nolan andPelham 父母及教师评定量表-Ⅳ：内容涉及注意力缺陷、多动-冲动、对立违抗障碍、品行障碍、焦虑或抑郁及学习问题共 6 个方面，用于注意缺陷多动障碍症状、共患病及功能损害评定。④Conners 量表：分为父母量表、教师量表及简明症状量表，内容涉及注意力缺陷、多动-冲动和品行问题、学习问题、躯体问题、焦虑问题等方面，用于注意缺陷多动障碍症状、共患病及功能损害评定。⑤困难儿童问卷调查：内容涉及清晨或上学前、在学校时、放学后、晚上、夜晚、总体行为共 6 个方面，用于注意缺陷多动障碍社会功能评定。

(三)辅助检查

1.实验室检查

实验室检查有助于鉴别诊断，并排除用药禁忌证，包括血常规、甲状腺功能、血生化、心电图等检查。

2.脑电图检查

注意缺陷多动障碍小儿脑电图异常表现为 α 波慢化，少数患儿 β 波频度异常事件相关电位显示其 P300 波幅降低，潜伏期延长。临床检查脑电图的另一个目的是排除癫痫，特别是在用药前后进行监测。

3.神经影像学检查

神经影像学检查可排除其他脑器质性疾病。

(四)诊断标准

在评判之前，需要明确症状不是由精神分裂症或其他精神病性障碍引起的；也不能由其他精神障碍(如心境障碍、焦虑障碍、分离性障碍、人格障碍、物质依赖或戒断)及由于对立性行为或无法了解指示的内容来解释，患儿很难遵照指示做事或无法完成功课、家务或工作。

具有以下(1)和(或)(2)特征，必须符合下列症状中的 6 条以上，持续时间>6 个月。同时，症状须出现在 12 岁之前且在 2 个以上的环境出现过，而且症状与发育水平不相称并对社会和学业/职业活动带来了直接的不良影响。

1.注意缺陷症状

(1)经常在学习、工作或其他活动中出现难以在细节上集中注意力或犯粗心大意的错误。

(2)经常在学习、工作或娱乐活动中难以保持注意力集中。

(3)经常在与他人谈话时显得心不在焉、似听非听。

(4)经常不能按要求完成作业、家务及工作任务。

(5)经常难以有条理地安排作业和工作。

(6)经常不愿意或回避进行需要持续动脑的任务。

(7)经常丢失学习和活动的必需品。

(8)经常因外界刺激而容易分心。

(9)经常在日常生活中健忘。

2.多动、冲动症状

(1)经常坐立不安,手脚不停地拍打、扭动。

(2)经常在应该坐着的时候离开座位。

(3)经常在不适宜的场合中跑来跑去、爬上爬下。

(4)经常很难安静地参加游戏或课余活动。

(5)经常一刻不停地活动,犹如被“马达驱动”一样。

(6)经常讲话过多、喋喋不休。

(7)经常在问题尚未问完时就抢着回答。

(8)经常难以耐心等候。

(9)经常打断或干扰别人的讲话或游戏。

四、鉴别诊断

(一)精神发育迟滞

该障碍患儿可伴有多动和注意障碍,如能上学,学习困难也相当突出,因此易与注意缺陷多动障碍相混淆。但追溯病史,可发现该障碍患儿自幼生长、发育较同龄正常小儿迟缓,社会适应能力低下,学业水平与智力水平多相当,智商低于70。以上有助于鉴别。

(二)儿童孤独症

虽然该症患儿常存在多动、注意障碍,但患儿还存在儿童孤独症的三大类核心症状,即社会交往障碍、交流障碍,以及兴趣狭窄和刻板重复的行为方式。因此，不难与注意缺陷与多动障碍进行鉴别。

(三)品行障碍

品行障碍和注意缺陷多动障碍同病率较高。如患儿不伴有注意缺陷多动障碍，只诊断品行障碍。如患儿同时伴有注意缺陷多动障碍，并符合注意缺陷多动障碍诊断标准，则需作出2个诊断。

(四)情绪障碍或心境障碍

小儿在焦虑、抑郁或躁狂状态下可能出现活动过多、注意力不集中、学习困难等症状，注意缺陷多动障碍患儿因为经常受到老师和家长的批评及同伴的排斥等也可出现焦虑和抑郁，因此两者需要鉴别。

两者的鉴别要点：①注意缺陷多动障碍起病于7岁之前，而小儿情绪障碍或心境障碍的起病时间则可早可晚。②注意缺陷多动障碍为慢性持续性病程，而情绪障碍的病程则长短不一，心境障碍则为发作性病程。③注意缺陷多动障碍的首发和主要症状为注意障碍、活动过度和冲动，而情绪障碍或心境障碍的首发和主要症状是情绪问题。④情绪障碍或心境障碍小儿通过治疗改善情绪后，多动和注意障碍将消失。而注意缺陷多动障碍患儿服用抗焦虑药或抗抑郁药改善情绪后，过度活动、注意障碍和冲动可能有所改善，但仍持续存在。

(五)儿童精神分裂症

本病起病时间较注意缺陷与多动障碍晚，发病高峰时间为青春前期和青春期，在早期出现注意力不集中、学习成绩下降的同时，常伴有其他情绪、行为或个性方面的改变，且随着病情的发展，会逐渐出现感知觉障碍、思维障碍、情感淡漠和不协调、行为怪异、意向缺乏等精神分裂症症状，据此可与注意缺陷多动障碍相鉴别。

五、辨证论治

(一)心肝火旺证

症状：多动多语，冲动任性，急躁易怒，做事莽撞，好惹扰人，神思涣散，面红目赤，语声高亢，大便秘结，小便色黄。舌质红或舌尖红，苔薄黄，脉弦或弦数。

辨证要点：多动冲动，面红目赤，语声高亢，睡眠不安，大便秘结。舌质红或舌尖红，苔薄黄，脉弦或弦数。

治法：清心平肝，安神定志。

方剂：导赤散合龙胆泻肝汤加减。

药物:淡竹叶、地黄、醋柴胡、黄芩、栀子、龙胆草、决明子、当归、通草、甘草。

(二)痰火内扰证

症状:狂躁不宁,冲动任性,多语难静,兴趣多变,胸中烦热,坐卧不安,难以入睡,口苦纳呆,便秘尿赤。舌质红,苔黄腻,脉滑数。

辨证要点:冲动任性,喉有痰声,入睡困难,口苦纳呆,大便秘结。舌质红,苔黄腻,脉滑数。

治法:清热泻火,化痰宁心。

方剂:黄连温胆汤加减。

药物:法半夏、陈皮、竹茹、枳实、天竺黄、石菖蒲、黄连、茯苓、甘草、远志。

(三)肝肾阴虚证

症状:多动难静,时有冲动,烦躁易惹,神思涣散,记忆力欠佳,作业拖拉,学习成绩落后,五心烦热,盗汗,遗尿,少寐多梦。舌质红,苔薄或少,脉细数或弦细。

辨证要点:多动难静,神思涣散,记忆力差,盗汗,遗尿,多梦。舌质红,苔少或花剥,脉细数或弦细。

治法:滋阴潜阳,宁神益智。

方剂:杞菊地黄丸加减。

药物:枸杞子、菊花、熟地黄、山药、山茱萸、泽泻、牡丹皮、茯苓、龙骨(先煎)、炙龟甲(先煎)。

(四)心脾两虚证

症状:神思涣散,记忆力差,学习成绩落后,多动而不暴躁,做事有头无尾,神疲乏力,形体消瘦或虚胖,面色欠华,自汗,偏食纳少,睡眠不实。舌质淡,舌苔薄白,脉细弱。

辨证要点:神思涣散,偶有多动,面色萎黄或少华,成绩落后,自汗,厌食纳少。舌质淡,舌苔薄白,脉细弱。

治法:养心安神,健脾益智。

方剂:归脾汤合甘草小麦大枣汤加减。

药物:党参、黄芪、白术、茯苓、当归、龙眼肉、远志、酸枣仁、木香、小麦、大枣、炙甘草。

(五)脾虚肝亢证

症状:神思涣散,多动多语,坐立不安,兴趣多变,小动作多,烦躁不宁,情绪不稳，易激动激惹，记忆力差，食欲缺乏，睡眠不实，大便不调。舌淡红，苔薄白，脉弦细。

辨证要点：多动不安，神思涣散，情绪不稳，食欲缺乏，睡眠欠佳，大便不调。舌淡红或舌红，苔薄，脉弦细。

治法：健脾和中，平肝定志。

方剂：逍遥散加减。

药物：醋柴胡、白芍、当归、郁金、夏枯草、茯苓、白术、枳壳、薄荷(后下)、甘草。

六、其他治法

(一)体针疗法

主穴：内关、太冲、大椎、曲池。

配穴：百会、四神聪、隐白、神庭、心俞。心肝火旺证，取神门、少府、太冲；心脾两虚证，取百会、神庭、三阴交、足三里；肾虚肝旺证，取四神聪、太溪、肾俞、太冲。另外，根据不同的病理因素可以随证配穴，治神选百会、本神，治火选神门、行间、内庭，治痰选膻中、丰隆，治风(动)选风池、太冲。

操作方法：捻转进针，用泻法，不留针，每天 1 次。四肢穴位直刺进针；头部奇穴、背俞穴，平补平泻，常规深度。得气后留针 30 分钟，间隔 10 分钟捻转1 次，2 周为 1 个疗程(每周 5 天)，连续治疗 6 个疗程。心肝火旺证，宜用泻法；心脾两虚及肾虚肝旺证，宜用平补平泻法。

(二)耳针疗法

本法适用于各种证。

取穴：心、神门、交感、脑点、兴奋点。

操作方法：浅刺不留针，每天 1 次。或用王不留行籽压穴，取穴同上。耳郭局部用 75%乙醇消毒后，取将王不留行籽粘在 0.5 cm×0.5 cm 胶布上，分别贴在上述耳穴。并嘱家长每次按压 5～10 分钟，每天不少于 3 次，两耳交替使用。10 次为 1 个疗程，连续治疗 3 个疗程。

(三)推拿疗法

本法适用于各种证。

基础操作：补脾经，揉内关、神门，按揉百会，摩腹，按揉足三里，揉心俞、肾俞、命门，捏脊，擦督脉、膀胱经第一侧线。

具体操作:采用枕骨全息推拿法治疗注意缺陷多动障碍。枕骨第二线定位,由枕骨下缘取之,以两侧乳突为始点、枕外隆凸为终点,左右各分为7个枕点反射区,每点约相隔1横指,从外到内分为心、肺、胃、脾、肾、肝、生殖区(前列腺、子宫)。患儿取仰卧位,医师用双手拇指于患儿枕点反射区点按寻找阿是穴,局部触及条索状物后持续用力弹拨点压,每穴按压1～3分钟。每天1次,15天为1个疗程,疗程间休息1天,共治疗2个疗程。另外,还可以采取穴位循经按压:通过特殊手法刺激经络穴位(如足太阳膀胱经的心俞、肾俞、肝俞、脾俞穴,手厥阴心包经的大陵、劳宫穴,督脉及其百会穴,经外奇穴四神聪穴),连续按压4周,疗效显著,患儿依从性较好。

(四)针刺配合闪罐法

本法适用于实证。

取穴:①针刺取百会、四神聪、风池(电针)、三阴交(电针)。心脾两虚证配神门,肾阴不足证配太溪,肝阳偏亢证配太冲(电针),痰火壅盛证配丰隆。②闪罐取大椎、身柱、灵台、筋缩。心脾两虚证配心俞、脾俞,肾阴不足证配肾俞,肝阳偏亢证配肝俞,痰火壅盛证配肝俞、肺俞、脾俞。

具体操作:每次选2～3穴针刺,轮换配取,留针20分钟。每次选4～5穴闪罐,轮换选取。闪罐是指以闪火法快速接背部腧穴皮肤后2～5秒,然后立即倾斜拔起火罐的治疗方法,治疗腧穴可反复多次进行此法,以局部皮肤潮红发热为宜。每周2次,8次为1个疗程(1个月)。

(五)刮痧耳压法

本法适用于实证。

选取耳穴:①心、肾、肝、脾、脑点、内分泌、枕、额;②心、肾、肝、脾、神门、交感、脑、肾上腺、皮质下。

具体操作:先从印堂-百会-大椎处刮拭,重点以印堂、百会、大椎为主,刮至局部发红,再在大椎以下至命门部位以上的足太阳膀胱经第一侧线、第二侧线上刮拭,重点是心俞、肝俞、脾俞、肾俞,以皮肤潮红、皮下有痕点为度,之后再在背部拔火罐。以上2组耳穴交替使用,每周2次,8次为1个疗程。

(六)梅花针配合耳穴贴压法

本法适用于阴虚阳亢证、心脾两虚证、痰火内扰证。

取穴:百会、四神聪。阴虚阳亢证耳穴取肝、肾、心、脑;心脾两虚证耳穴取心、脾、胃、脑;痰火内扰证耳穴取肝、脾、心、脑。

具体操作:梅花针轻叩刺以微出血为度,时间为 5 分钟,隔天 1 次,7 次为 1 个疗程,共治疗 4 个疗程。耳穴常规消毒皮肤后,以王不留行籽贴压于相应耳穴上,并按压穴位,使耳穴局部有痛、胀、热等感觉,每天按压至少 3 次,贴 3 天,休息 4 天,配合梅花针进行治疗。

(七)心理及行为疗法

心理及行为疗法包括认知行为训练、学习训练、心理治疗、感觉统合训练和脑电生物反馈治疗等。感觉统合训练主要采用滑板、滑梯、平衡台、吊缆、圆桶、球、绳等器材,每周 3~6 次,每次 90~100 分钟,20 次为 1 个疗程。脑电生物反馈治疗,每周 3~6 次,每次 30 分钟,20 次为 1 个疗程。

第五节　流行性腮腺炎

一、概述

流行性腮腺炎是由流行性腮腺炎病毒引起的小儿常见的急性呼吸道传染病,该病是以腮腺肿胀及疼痛为特点的非化脓性炎症。全身其他腺组织也可受累,常见的并发症有脑炎、睾丸炎、胰腺炎或卵巢炎。我国 20 世纪 90 年代开始在小儿中接种腮腺炎减毒活疫苗,2007 年我国将流行性腮腺炎列入国家免疫规划控制疾病。

中医学称本病为“痄腮”,又称为“蛤蟆瘟”“鱼鳃风”等。

二、病因病机

流行性腮腺炎之病变部位在足少阳胆经和足厥阴肝经。本病是感受风热邪毒所致,邪毒从口鼻而入,侵犯足少阳胆经,热毒蕴结经脉,与气血相搏,郁结不解,凝结于耳下腮部。初起邪在肺胃,故伴有恶寒、发热、头身疼痛、咳嗽等肺卫失和症状,以及咽喉疼痛之胃热上冲症状。少阳与厥阴相表里,热毒由少阳传及厥阴,扰动肝风,蒙蔽心包,则可发生高热、头痛、呕吐、痉厥、四肢抽搐等表现。足厥阴肝经之脉下绕阴器,邪毒内传,引窜睾腹,可出现睾丸肿胀、疼痛,或少腹疼痛等临床表现。邪毒内传,损伤心阳,耗及心血,则见心悸、胸闷、喘促等症状。

三、诊断

若腮腺既有明显肿胀，又有明确的流行病学接触史，在排除其他原因引起腮腺肿胀的情况下，临床诊断并不困难。单纯颌下腺或舌下腺肿胀的病例，有明确的传染源，排除局部淋巴结炎后，即可作出诊断。

(一)流行病学

询问患儿有无腮腺炎疫苗接种史，患儿周围有无腮腺炎流行及接触史，患儿既往有无腮腺炎反复发作史。

(二)临床表现

1.潜伏期

本病潜伏期为2～3周，平均18天。

2.前驱期

本病前驱期很短，数小时至2天，常有发热、食欲缺乏、全身无力、头疼、呕吐等临床表现。患儿发热程度不等，也有体温正常者。少数患儿早期并发脑膜炎可出现脑膜刺激征。

3.腮腺肿胀期

患儿首先一侧腮腺肿胀，然后另一侧也肿胀；也有仅一侧腮腺肿胀的病例。腮腺肿胀的特点是以耳垂为中心，向周围扩大，边缘不清，触之有弹性感及触痛，表面皮肤不发红。肿胀范围上缘可达颧骨弓，后缘达胸锁乳突肌，下缘延伸到颌下达颈部。腮腺肿胀3～5天达高峰，继而渐缩小，一般1周左右消退，偶有延至2周者。有时颌下腺和舌下腺均可肿胀，前者肿胀较为多见，有些病例仅有颌下腺肿胀而腮腺不肿胀。腮腺管口可见红肿。患儿有腮腺局部胀痛和过敏感觉，张口和咀嚼时更明显。在腮腺肿胀的同时体温仍高，但体温增高的程度及持续时间的长短与腮腺肿胀程度无关。发热持续时间不一，短者1～2天，少数可达2周。发热以中等程度多见，低热与高热均少见，约20%患儿体温始终正常。

(三)辅助检查

1.血常规检查

血白细胞总数正常或偏低，淋巴细胞计数相对增高；继发细菌感染者血白细胞总数及中性粒细胞数均增高。

2.血清和尿淀粉酶测定

血清和尿淀粉酶活性增高，与腮腺肿胀相平行，2周左右恢复至正常。

3.病原学检查

(1)特异性抗体检测:特异性 IgM 阳性提示近期有感染。检测双份血清特异性 IgG 水平>4 倍增高也可诊断。

(2)病毒分离:对于腮腺不出现肿胀,同时累及了其他腺体、脏器者,可通过唾液、脑脊液进行病毒分离培养以协助诊断。

(四)并发症

流行性腮腺炎本身并非重症,但并发症较多,有些可引起严重后果。

1.神经系统并发症

国内报道,神经系统并发症是流行性腮腺炎最为常见的并发症,临床表现为脑炎、脑膜炎和脑脊髓炎等。小脑病变为主者,出现共济失调;以豆状核病变为主者,出现扭转性痉挛;此外,还可见脑神经损伤、脑积水等。患儿总体预后良好,但也偶见死亡病例及留有后遗症者。脑膜脑炎可出现在腮腺肿胀前、肿胀时及肿胀后。统计表明,肿胀前 6~10 天的发生率 1.6%,1~5 天为 11.0%;肿胀时为 2.5%;肿胀后 1~5 天 20.3%,6~10 天为 11.0%,11~26 天 1.6%。具体而言,脑膜脑炎可于腮腺肿胀前后 2 周出现。临床的主要表现为发热、头疼、呕吐、嗜睡、颈项强直,少数病例可有昏迷、惊厥。脑脊液检查细胞数略增高,多为数十至数百,分类以淋巴细胞占多数,糖及氯化物水平正常,蛋白浓度轻度增高。脑脊液恢复正常时间较长,一般需要 3~6 周。

2.生殖器官并发症

流行性腮腺炎病毒也可侵犯生殖腺,表现为睾丸炎或卵巢炎,前者较后者多见。国外有报道称,睾丸炎为流行性腮腺炎最常见并发症。但此并发症多见于青少年或成人,儿童期少见。多发生于腮腺肿胀后 3~13 天,单侧较多,仅 2%~3%见于双侧。临床表现有高热、头疼、恶心、呕吐、局部疼痛、阴囊肿胀、皮肤发红。病程 10 天左右。卵巢炎的发生率较睾丸炎少,临床症状也轻,仅有腰部酸痛、下腹部压痛、月经失调等。本病可致 30%~50%患儿的睾丸或卵巢发生不同程度萎缩,双侧萎缩者可导致不育症。

3.急性胰腺炎

急性胰腺炎可见于年长儿,大多数发生于腮腺肿胀后 3~7 天。主要表现为体温骤然上升,伴有反复频繁的呕吐、上腹部剧烈疼痛、腹泻、腹胀或便秘。上腹部压痛明显,局部肌紧张,B 超有时显示胰腺肿大。血、尿淀粉酶水平增高,但 90%单纯腮腺炎病例淀粉酶水平也可轻或中度增高。血清脂肪酶测定有助于胰腺炎的诊断。近年来,有测定淀粉酶同工酶检查,可区分腮腺(P 型)及唾液腺(S型)淀粉酶。

4.感音性耳聋

听力减退甚至耳聋也是腮腺炎的并发症及后遗症,国内外均有这方面的报道。这种改变不仅见于并发脑炎的患儿,也可见于单纯性流行性腮腺炎的患儿。据观察,耳聋多为一侧发生,年长儿发生率高,大多于发病后10天以内出现,若并发脑炎,耳聋的发生率则更高约23.8%。听神经水肿所致耳聋,经降低水肿、改善局部微循环治疗,大约6个月可恢复;而由听神经变性引起的耳聋,往往成为终生的损害。

5.其他并发症

腮腺炎并发肾炎发生率约1.14%,可与腮腺肿胀同时发生或患腮腺炎1周以内发生。除腮腺炎的表现外,尚有腰疼、尿频、少尿、血尿、眼睑及下肢水肿、高血压等表现。尿常规检查可见不同程度的蛋白尿和血尿。肾功能大多数正常或暂时降低。随着腮腺炎的好转,肾炎的症状也减轻,一般3周内恢复。有时可从尿中检查出病毒,提示由病毒直接损害肾脏的可能性。2%~4%腮腺炎的患儿可并发心肌炎、心包炎,临床症状轻,心电图可见各种类型的心律失常及STT改变。多数在数天内恢复正常,少数重症者可出现心功能不全,也有报道引起8次阿-斯综合征者,并发肝炎约1.25%。还有少数并发关节炎,常累及大关节,多在3个月内症状消失。此外,血小板计数减少约2.6%。还有乳腺炎、泪腺炎、胸骨前软组织水肿、面神经麻痹、消化道出血及流行性出血热等。

四、鉴别诊断

(一)其他病毒所致腮腺炎

现已知流感、副流感、腺病毒、肠道病毒等均可引起腮腺炎。初步鉴别可参考流行病史及临床伴随症状,最终的鉴别方法是病原学及血清学的检查。

(二)化脓性腮腺炎

化脓性腮腺炎常多次复发,且均位于同侧腮腺,应疑及化脓性腮腺炎,挤压腺体可见腮腺管口有脓液流出。局部表面皮肤红肿,压痛明显,周围界限不清,外周血白细胞及中性粒细胞计数增高。各年龄期儿童均可发生,至青春期自然消失。用催涎剂(如咀嚼橡皮糖)使唾液流畅,抗生素治疗有效。

(三)其他原因引起的腮腺肿胀

(1)在慢性消耗性疾病、营养不良时,腮腺可肿胀。多为双侧性,轻度肿胀,无压痛,皮肤无热感,存在时间持久,无全身症状。

(2)当唾液管有结石阻塞时,腮腺可肿胀,也可有压痛,但无急性感染症状,反复发作,腮腺突然肿胀,迅速消退,且常为同一侧是其特点。

(四)局部淋巴结炎

急性淋巴腺炎多为单侧肿大,位于颌下或颏下,肿块不以耳垂为中心,开始时淋巴结肿大较硬,边缘清楚,压痛明显,多有咽部炎症存在。腮腺管口无红肿。

中枢神经系统感染如脑炎、脑膜炎、脊髓炎、脑神经损害等出现于腮腺肿胀前、肿胀后一段时间或无腮腺肿胀的病例时,需与其他病原体尤其是其他病毒性中枢神经感染鉴别。常需根据血清学检查确定诊断。

五、辨证论治

(一)温毒袭表证

症状:发热轻,一侧或两侧耳下腮部肿胀,压之疼痛有弹性感。舌尖红,舌苔薄白,脉浮数。

辨证要点:一侧或两侧耳下腮部漫肿疼痛,触之痛甚,咀嚼不便。

治法:疏风清热,散结消肿。

方剂:银翘散加减。

药物:连翘、金银花、桔梗、薄荷、竹叶、生甘草、荆芥穗、淡豆豉、牛蒡子。

(二)热毒蕴结证

症状:高热,一侧或两侧耳下、腮部漫肿胀痛,范围大,坚硬拒按,张口咀嚼困难,或有烦躁不安,面赤唇红,口渴欲饮,咽红肿痛,颌下肿块胀痛,纳少,尿少而黄,大便秘结。舌质红,舌苔黄,脉滑数。

辨证要点:高热,一侧或两侧耳下、腮部漫肿胀痛,范围大,坚硬拒按,张口咀嚼困难,大便秘结。

治法:清热解毒,软坚散结。

方剂:普济消毒饮加减。

药物:炒黄芩、黄连、陈皮、甘草、玄参、柴胡、桔梗、连翘、板蓝根、马勃、牛蒡子、薄荷、僵蚕、升麻。

(三)毒陷心肝证

症状:腮部肿胀、高热不退、嗜睡、项强、呕吐,甚则昏迷、抽风。舌质红绛,舌苔黄糙,脉洪数。

辨证要点:高热、头痛、烦躁、神昏,甚或抽搐。

治法:清热解毒,镇惊息风。

方剂:凉营清气汤加减。

药物:犀角尖、鲜石斛、黑栀子、牡丹皮、鲜生地黄、薄荷叶、赤芍、京玄参、生石膏、生甘草、连翘壳、鲜竹叶、白茅根、芦根等。

(四)邪窜肝经证

症状:腮部肿胀的同时或腮肿渐消时,一侧或双侧睾丸肿胀疼痛,或少腹疼痛,痛时拒按,或伴发热,溲赤便结。舌质红,舌苔黄,脉弦。

辨证要点:一侧或双侧睾丸肿胀疼痛或少腹疼痛,痛时拒按。

治法:清泻肝火,活血止痛。

方剂:龙胆泻肝汤加减。

药物:龙胆草、栀子、黄芩、黄连、柴胡、川楝子、延胡索、荔枝核、桃仁。

六、其他治法

(一)体针疗法

本法适用于各证。

1.方法 1

穴位:翳风、颊车、合谷、外关、关冲。

加减:温毒郁表者,加风池、少商;热毒蕴结者,加商阳、曲池、大椎;睾丸肿痛者,加太冲、曲泉;惊厥神昏者,加水沟、十宣;脘腹疼痛者,加中脘、足三里、阳陵泉。

具体操作:以上穴位均用泻法,强刺激,每天 1 次,每次留针 30 分钟。

2.方法 2

主穴:下关透颊车、翳风。

配穴:外关、合谷。

具体操作:取下关透刺,颊车进针 1.5～2 寸,翳风直刺 0.5～1.0 寸,外关直刺 0.5～1.0 寸,合谷直刺 0.5～1.0 寸。颌肿者,用 1.5 寸针对刺两侧。留针 30 分钟,每 5 分钟行针 1 次,针刺用泻法。每天针刺 1 次,10 天为 1 个疗程。

(二)耳针疗法

1.邪犯少阳

选穴:屏尖。

具体操作：穴位局部常规消毒，然后施医师以左手拇指、示指夹持屏尖，以拇指指切屏尖上缘，右手持1.0寸的不锈钢毫针，垂直刺入穴位，深度以不刺透屏尖内侧皮肤为度，捻转得气后，急速出针。出针后随即用75%乙醇棉球消毒针孔。一般单侧腮腺肿痛，可取患侧穴刺之；双侧肿痛，取双侧穴刺之。每天针1次，5次为1个疗程。

2.热毒壅盛

选穴：对屏尖、面颊、肾上腺、胃或胰、胆。

操作方法：一般每次取2～3穴。消毒后采用捻入法进针，留针60～120分钟，每30分钟运针1次，反复运针2次后起针，每次针刺一侧，双耳交替，每天1次。

（三）耳穴压豆疗法

本法适用于各证。

选穴：双侧腮腺、皮质下、肾上腺、面颊。

具体操作：局部消毒后，用王不留行籽按压在穴位上，胶布固定，按压每个穴位，以耳郭发热为度，每天按4～5次，一般3～4天为1个疗程。

（四）放血疗法

本法适用于各证。

1.方法1

选穴：腮腺穴（耳屏对侧面1/2处）。

具体操作：局部消毒后，左手拇指、示指捏着耳垂稍向外拉，右手持三棱针（或采血针）在穴位上点刺，放血数滴。每天1次。

2.方法2

选穴：患侧少商穴、关冲穴。

具体操作：局部消毒，以三棱针分别点刺上述2个穴位放血，轻者放3～4滴血，重者放7～8滴血。若1次未愈，可隔天再刺血1次，直至痊愈。

（五）灸法

本法适用于腮腺数天肿胀不退。

选穴：角孙穴。

具体操作：用灯心草蘸麻油，点燃后灸角孙穴。单侧发病取同侧穴，双侧发病取两侧穴。

第七章 儿科病案精选

第一节　儿科呼吸系统常见疾病

一、急性上呼吸道感染

病案详情

(一)病案一

耿某,女,8岁7月,2023年1月8日初诊。

主诉:咽痛、咳嗽、鼻塞2天。

现病史:2天前患儿受凉后出现鼻塞、咽痛,流清涕少许,伴咳嗽,经检查为咽性咳嗽。患儿有痰少许,痰略黏,无发热,无喘息,口气重,纳少,二便可。查体:面色如常,咽部充血,扁桃体肿大不明显;双肺呼吸音略粗,未闻及明显啰音、痰鸣音;心率可、律齐,心音有力;腹软略胀,触软。舌尖红,中后部舌苔厚略黄,脉数。

中医诊断:小儿感冒-风寒束表,兼入里化热挟滞。

西医诊断:急性上呼吸道感染。

治则治法:解表散寒,宣肺清热。

方药:麻杏甘石汤加减。

麻黄5 g,杏仁9 g,生石膏12 g,炒苍耳子6 g,辛夷(包)6 g,薄荷(后下)6 g,板蓝根9 g,白芷5 g,炒鸡内金9 g,紫苏叶4 g,荆芥6 g,炒麦芽12 g,甘草6 g。4剂,每日1剂,水煎100 mL,分2次温服。

4剂后咽痛、鼻塞及咳嗽基本消失,饮食转佳。

(二)病案二

李某,女,3岁半,2021年4月20日初诊。

主诉:咽痛、流涕2天,无发热。

现病史:2天前患儿无明显诱因出现咽痛,伴流涕,以清涕为主,于家中口服抗感颗粒等药物,效果不显。今日患儿仍咽痛明显,流黄涕或黏浊涕,无明显咳嗽,来诊。查体:鼻黏膜充血明显、鼻甲肥大,咽部充血红肿较明显;双肺呼吸音略粗,未闻及明显啰音;腹软。舌质红,苔薄黄,脉浮数。

中医诊断:小儿感冒-风热犯表证。

西医诊断:急性上呼吸道感染。

治则治法:疏风清热解表。

方药:银翘散加减。

金银花12 g,连翘9 g,荆芥9 g,炒牛蒡子9 g,桔梗9 g,薄荷6 g,辛夷6 g,白芷6 g,蝉蜕6 g,僵蚕6 g,甘草6 g。5剂,每日1剂,水煎100 mL,分3次温服。

5剂后咽痛消失,无明显流涕。

病案分析

小儿生机旺盛,加之现代人类居住环境及饮食习惯的变化,多内有郁热,即使是外感风寒之邪,也会很快化热。因此,第一个病案中选用麻杏甘石汤加减。方中麻黄辛温发表,配伍辛甘大寒之石膏,使其宣肺而泄邪热;杏仁降肺气,配炒苍耳子、辛夷、白芷以温散表邪、通鼻窍,配紫苏叶、荆芥助祛风散表邪;炒麦芽、鸡内金消食以助脾运;甘草益气且调和诸药。诸药合用,共奏解表散寒、宣肺清热之功。

因邪在表,故第二个病案因势利导,选用疏风清热解表之法,方以银翘散加减。其中金银花、连翘清热解表;配牛蒡子、薄荷加强解表之力,且解毒利咽;加辛夷、白芷、荆芥辛温解表、祛风通窍;桔梗宣肺以助解表,加用甘草清利咽喉且防解表伤肺之弊。

二、急性气管炎

病案详情

韩某,男,5岁,2022年4月1日初诊。

主诉:反复发热2天,伴咳嗽1天。

现病史:2天前患儿无明显诱因出现发热,体温38.5 ℃,每日发热2次,无吐泻，无皮疹，无惊厥。患儿曾于家中口服头孢克肟、蒲地蓝消炎口服液、布洛芬等药物，体温暂降，但发热反复。今日来诊，现体温 38 ℃，面色略红，精神欠佳，咳嗽较明显，少痰，无喘息，纳眠欠佳，二便可。舌质红，苔略黄厚，脉浮数。

中医诊断：小儿咳嗽-风热犯肺证。

西医诊断：急性气管炎。

治则治法：解表清肺，止咳化痰。

方药：麻杏甘石汤加减。

麻黄 6 g，炒杏仁 9 g，生石膏，30 g，紫菀 9 g，款冬花 9 g，炒麦芽 12 g，甘草 3 g。4 剂，每日 1 剂，水煎 100 mL，分 2 次温服。

1 剂后患儿体温即降，4 剂后体温稳定，咳嗽基本消失，精神可。

病案分析

此处用麻杏甘石汤加减意在恢复肺之正常宣降功能，加用常用对药紫菀、款冬花以润肺止咳化痰。小儿苔厚，同时有食积，故加炒麦芽消食。

三、肺炎

病案详情

吕某，男，3 岁 1 月，2022 年 10 月 1 日初诊。

主诉：流涕 2 天，咳嗽 1 天，伴略喘半天，无发热。

现病史：2 天前患儿受凉后出现流鼻涕，以清涕为主，于家口服抗感颗粒、小儿氨酚黄那敏颗粒等药物，流涕减轻。1 天前出现少许咳嗽、少痰，无发热、无喘息，继服上述药物进行治疗。昨晚患儿咳嗽略加重，伴略喘，眠中翻身频繁。今来诊，见患儿面色如常，精神尚可，咳嗽较明显，咳声重浊，略喘息，纳少，口气略重，大便略干，小便可。查体：咽部充血；双肺呼吸音粗，肺底闻及少许湿啰音；心率可、律齐，心音有力；腹部略胀。舌质红，苔黄略厚，脉数。

中医诊断：肺炎喘嗽-风热闭肺证。

西医诊断：肺炎。

治则治法：清热宣肺，泻肺平喘。

方药：麻杏甘石汤加减。

麻黄 4 g，炒杏仁 9 g，生石膏 18 g，厚朴 6 g，地龙 9 g，瓜蒌 12 g，当归 6 g，炒麦芽 12 g，甘草 6 g。4 剂，每日 1 剂，水煎 100 mL，分 3 次温服。

2 剂后咳嗽明显减轻，有痰易咳，无喘息，精神好，纳转佳。

2022 年 10 月 4 日复诊：少许咳嗽，有痰，仍流涕，舌质淡红，苔黄。

调方:上方地龙 6 g、生石膏 15 g,加荆芥 6 g、防风 6 g,3 剂巩固疗效。

病案分析

麻杏甘石汤为治疗肺炎特效方,尤其适用于出现发热、汗出、咳嗽、喘憋症状的肺炎。方中麻黄除辛温发表外,还能宣肺而泄肺热,为"火郁发之"之义,配伍辛甘大寒之石膏,使其宣肺而泄邪热,肺气肃降有权,喘息可平。注意石膏用量宜大,根据《伤寒论》原方剂量折合为现代记录后,成人最低 30 g,小儿根据情况可用 15 g 以上。杏仁降肺气、润肺,助麻黄、石膏清肺止咳平喘;加用对药厚朴、地龙以降气平喘;瓜蒌清热化痰止咳;苔略厚提示可能有积滞,炒麦芽消食;甘草护胃气,调和诸药。

四、扁桃体肥大

病案详情

亓某,男,4 岁,2021 年 10 月 6 日初诊。

主诉:反复扁桃体感染 3 个月余。

现病史:患儿反复扁桃体感染 3 个月余,伴纳少、消瘦。10 天前因"急性扁桃体炎"于当地医院住院治疗,好转出院。现患儿体温稳定,少许流涕,无咳喘,纳少,大便略干。查体:咽部无明显充血,扁桃体Ⅱ度肥大,无明显充血;双肺呼吸音清;腹部略胀。舌尖红,苔黄厚,脉数。体重 14 kg。

中医诊断:慢乳蛾-肺脾不足,痰瘀互结。

西医诊断:扁桃体肥大。

治则治法:健脾益气,化痰散结。

方药:四君子汤合二陈汤加减。

党参 9 g,炒白术 15 g,防风 6 g,浙贝母 12 g,连翘 8 g,荆芥 6 g,砂仁 4 g,炒麦芽 12 g,炒山楂 6 g,鸡内金 6 g,半夏 6 g,陈皮 6 g,茯苓 9 g,甘草 6 g。7 剂,每日 1 剂,水煎服,分 2 次温服。

2021 年 10 月 15 日复诊:患儿饮食明显好转,扁桃体肥大减轻,大便不干。

调方:上方去荆芥、炒山楂,继服 6 剂巩固疗效。

病案分析

小儿慢乳蛾在临床上比较常见。这类患儿多有反复呼吸道感染,偏于高蛋白、少蔬菜饮食,属本虚标实,本多为肺脾气虚,标为痰瘀互结于咽喉,故临床多选用健脾益气、化痰散结之法进行治疗。同时,应注意饮食均衡,防过食肥甘厚味之品。本案应用四君子汤合二陈汤加减。方中党参、白术、茯苓、甘草四君健脾益气补中；陈皮、半夏、浙贝母化痰散结理气；炒麦芽、炒山楂、鸡内金消食化滞兼活血；配荆芥、防风祛风解表，减轻流涕；连翘防补益太过生热；砂仁醒脾和中，助诸药运行。

第二节　儿科消化系统常见疾病

一、功能性消化不良

病案详情

赵某，男，8岁5月，2021年11月5日初诊。

主诉：纳少、体重轻，伴时有腹胀1周。

现病史：患儿自幼食少、挑食，体重轻，体重在正常范围以下。近1周患儿经常饭后出现腹胀，影响进食，无法自行缓解，一天进食1顿饭，余时不思食。现见患儿消瘦，体重19 kg，面色略萎黄，山根有青筋，纳少，腹部略胀。舌尖红赤，苔中后部白厚，脉数。平时大便干，小便可。

中医诊断：厌食-饮食积滞证，兼脾虚不健证。

西医诊断：功能性消化不良。

治则治法：消食导滞，健脾和胃。

方药：保和丸加减。

焦山楂9 g，炒麦芽15 g，陈皮6 g，莱菔子10 g，当归10 g，山药10 g，连翘10 g，沙参10 g，生地黄10 g，砂仁3 g，麦冬10 g，桂枝6 g，大枣10 g，黄芪10 g，甘草3 g。中药颗粒剂5剂，每日1剂，冲服100 mL，分2次温服。

2021年11月10日复诊：患儿饮食转佳，腹胀明显减轻，一天能吃2顿饭。近2天出现少许流涕、鼻塞，二便顺畅。查体：鼻黏膜略充血，见透明分泌物较多，咽部略充血，双肺呼吸音清。舌尖红，苔黄厚，脉数。

调方：炒山楂8 g，炒麦芽10 g，陈皮10 g，当归8 g，连翘10 g，山药8 g，砂仁6 g，生地黄10 g，麦冬10 g，桂枝6 g，炒苍耳子6 g，黄芪10 g，通草3 g，甘草3 g。中药煎剂5剂，每日1剂，水煎100 mL，分3次温服。

服药5剂后，家长反映孩子吃饭情况明显好转，一日三餐均能很好进食。后于当地医院间断口服上方14剂。

病案分析

厌食病因有先天因素及后天因素,病变脏腑主要在脾胃,病机关键为脾胃失健、纳化失和。小儿生机蓬勃,但脏腑娇嫩,脾常不足。本患儿后天调护失宜,影响脾胃的正常纳化功能,致脾胃不和、纳化失健,而成厌食。本案以饮食积滞为主,兼脾虚不健,方选保和丸加减。方中炒麦芽、焦山楂、莱菔子消食化滞;陈皮理气和中;沙参、生地黄、麦冬、山药补阴生津以厚脾胃之气;砂仁性温醒脾和中,助诸药运行;连翘防滋补太过及消食积之热;甘草益气和中兼调和诸药。

二、小儿呕吐

病案详情

张某,男,8岁5月,2022年2月13日初诊。

主诉:晨起饭后呕吐近1年。

现病史:患儿晨起饭后呕吐近1年,多方治疗效果不明显。现见患儿体型瘦,口唇淡红,牙齿不齐,平素饮食少、喂糊状食物,无咳喘,大便2日1次、不干,小便可。舌质淡,苔白略厚,脉沉。该患儿患有神经发育迟缓。

中医诊断:小儿呕吐-脾虚食积证。

治则治法:健脾和胃,消食导滞。

方药:四君子汤加减。

党参3.5 g,白术5 g,茯苓6.5 g,肉豆蔻12 g,山药5 g,砂仁3 g,炒麦芽7.5 g,焦六神曲5 g,炒山楂6 g,炙甘草6 g。中药颗粒剂10剂,水冲服,每日1剂,分3次温服。

2022年3月24日复诊:家长述患儿服药3剂后未再呕吐,进食尚可。要求继续巩固治疗。

方药:继服上述方14剂以巩固效果。

病案分析

呕吐是因胃失和降,气逆于上,胃中乳食上逆经口而出的一种病证。古人将有声有物谓之呕,有物无声谓之吐,有声无物谓之哕。因呕与吐常同时出现,故多称呕吐。本证临床以婴幼儿多见,好发于夏秋季节。该患儿呕吐日久致脾胃虚损,气血化源不足而影响生长发育、形体偏瘦。该患儿为脾胃虚弱兼饮食积滞,故选用四君子汤加减。方中党参、白术、茯苓、甘草四君健脾益气补中;炒麦芽、炒山楂、六神曲消食化滞兼活血;砂仁、肉豆蔻性温醒脾,可化湿和中;炙甘草益气和中兼调和诸药。诸药合用,共奏健脾和胃、消食导滞之功。

第三节　儿科泌尿系统常见疾病

功能性尿频

病案详情

李某,女,5岁半,2022年2月13日初诊。

主诉:尿频尿急10余天。

现病史:患儿尿频且量少,外阴局部无疼痛、红肿等异常,平时饮水不多,纳可,大便1日1次,有时粘马桶。曾于某医院数次行尿常规检查均未见明显异常,口服头孢克洛等药物但治疗效果不明显。舌质淡红,苔薄白润。

中医诊断:尿频-膀胱气化不利。

西医诊断:功能性尿频。

治则治法:温阳化气,行气利水。

方药:五苓散加减。

茯苓12 g,猪苓9 g,泽泻9 g,桂枝5 g,白术10 g,肉苁蓉6 g,桑螵蛸9 g,白茅根12 g。中药颗粒剂5剂,水冲服,每日1剂,分2次温服。

2022年2月19日复诊:患儿尿频明显缓解,饮食可,大便如常。

继服上方5剂巩固效果。

病案分析

尿频是儿科临床常见病症,以小便频数为特征。本病可归属于中医学"淋证"范畴。儿科临床以泌尿系统感染和白天尿频综合征(又称神经性尿频)最为常见。本患儿有尿频尿急的症状,但先后查尿常规无明显异常,结合舌脉,考虑为膀胱气化不利引起。《伤寒论·辨太阳病脉证并治》:"太阳病,发汗后,大汗出,胃中干,烦躁不得眠,欲得饮水者,少少与饮之,令胃气和则愈。若脉浮,小便不利,微热消渴者,五苓散主之",故选用五苓散加减。方中泽泻甘淡为君,利水渗湿,直达膀胱与肾;茯苓、猪苓淡渗,增强利湿渗湿之功;白术、茯苓健脾以运水湿。膀胱的气化有赖于阳气的蒸腾,故佐以桂枝温阳化气以助利水,另加肉苁蓉、桑螵蛸以温肾阳,使肾气固而二便有度。白茅根性味甘寒,入肺胃膀胱经,具有清热生津、利尿通淋之功。诸药合用共奏温阳化气、行气利水之效。

第四节　儿科其他常见疾病

一、免疫性血小板减少症

病案详情

郭某，女，4 岁，2021 年 5 月 12 日初诊。

主诉：血小板减少症半年。

现病史：2020 年冬季及 2021 年春季前后因突发血小板减少症于当地医院重症监护室住院 2 次，口腔黏膜及舌部有大片状出血泡、皮肤有出血点及紫癜，血小板计数重度低于正常，最低时计数达 $6\times10^9/L$，当时先后应用免疫球蛋白、激素等进行治疗后好转出院，血小板计数为 $60\times10^9/L$，为求巩固治疗前来求诊。现无明显出血点、紫癜等，纳少，饮食偏少，大便偏干。舌质淡红，苔中后部略黄厚。

中医诊断：紫癜。

西医诊断：免疫性血小板减少症。

治法治则：健脾益气，凉血止血。

方药：归脾汤加减。

党参 10 g，黄芪 20 g，当归 10 g，炒白术 10 g，陈皮 6 g，连翘 5 g，白芍 10 g，茜草 10 g，炒麦芽 15 g，生地黄 10 g，焦六神曲 10 g，阿胶（烊化）5 g，甘草 3 g。中药颗粒 6 剂，每日 1 剂，开水冲服，分 3 次温服。

2021 年 5 月 20 日复诊：病情稳定，无新出血点，纳眠可。舌尖红，苔中后部略黄厚，大便偏干，小便可。

调方：继予上方，加厚朴 6 g。中药颗粒剂 14 剂，水冲服，每日 1 剂。

2021 年 6 月 5 日复诊：病情稳定，无出血点，纳眠可，大便偏干，2 日 1 行，小便可。继予中药以健脾益气，凉血止血活血。

调方：归脾汤加减。

党参 10 g，黄芪 20 g，当归 10 g，炒白术 10 g，陈皮 6 g，当归 10 g，白芍 10 g，茜草 10 g，炒麦芽 15 g，生地黄 10 g，连翘 5 g，焦六神曲 10 g，厚朴 6 g，川芎 6 g，血余炭 10 g，甘草 3 g，阿胶（烊化）4 g。中药颗粒 14 剂，病程中服用 6 天停 1 天。

口服 34 剂中药后于当地医院复查血小板计数为 $101\times10^9/L$，回访 2 年无复发。

病案分析

紫癜亦称紫斑，是小儿时期常见的出血性疾病之一。临床以血液溢于皮肤、黏膜之下，出现瘀点瘀斑、压之不褪色为特征，常伴有鼻衄、齿衄、尿血、呕血、便血等症状。小儿素体正气亏虚是发病之内因，外感风热时邪及其他异气是发病之外因。病位在心、肝、脾、肾。病机为外感风热邪毒及异气之邪，蕴阻肌表血分，迫血妄行，外溢肌肤；或素体心脾气血不足，气阴亏损，虚火上炎，血不归经，外溢肌肤，发为本病，表现以虚证为主。

中医学认为，脾主统血。该患儿年龄小、平素饮食欠佳，考虑有脾虚失运存在，结合小儿生理特点“脾常不足”，脾虚不能摄血，血液妄行，溢于脉外，瘀于肌表可致本病，故本案选用归脾汤加减。方以党参、黄芪、白术健脾益气，气壮自能摄血有力。该患儿病属本虚标实，妄行之血成为瘀血，发为紫癜、血疱。当归、生地黄、茜草、阿胶养血凉血止血，止血不留瘀；当归、白芍养血活血，且敛阴养阴以防止黄芪过燥；陈皮和胃以助脾，炒麦芽、六神曲消食和胃导滞，使脾运健，脾胃健壮则生化有源。此方标本兼治，共收健脾益气、凉血止血养血之功。

二、急性荨麻疹

病案详情

姜某，女，4岁9月，2022年8月12日就诊。

主诉：反复全身瘙痒性皮疹5天。

现病史：近5天，患儿无明显诱因出现全身密集皮疹，瘙痒甚，伴抓痕，平素对花粉过敏，曾口服氯雷他定、西替利嗪等多种抗变态反应药物，效果不理想，仍瘙痒甚，无法入睡，需家长不停抓痒才能短暂入眠。入院时患儿皮疹密集、色鲜红，皮肤抓痕明显，疹间皮色正常，少许咳嗽、有痰，纳少，大便略干，小便可。舌质红，苔黄，脉数。住院治疗期间先应用硫代硫酸钠、甲泼尼龙、葡萄糖酸钙静脉滴注，疗效不佳，仍皮肤瘙痒甚。随后加服中药进行治疗后皮疹及瘙痒明显减轻。

西医诊断：急性荨麻疹。

治法治则：清热利湿、解表散邪。

方药：麻黄连翘赤小豆汤加减。

麻黄5 g，连翘6 g，赤小豆30 g，桑白皮9 g，炒苦杏仁9 g，生姜6 g，大枣4枚荆芥9 g，防风6 g，路路通6 g，甘草3 g。3剂，每日1剂，水煎100 mL，分2～3次温服。

2022年8月16日查房，皮疹基本消退，瘙痒程度减轻80%以上，咳嗽不显，纳少，二便调，晚上能安睡。当天出院，继服中药巩固治疗。

调方：上方加党参9 g、茯苓12 g、炒白术12 g，5剂。

2022年8月24日复诊：病情明显好转、稳定，皮肤无明显瘙痒，皮疹偶作，纳可，二便可。舌尖红，苔中后部略黄厚，脉略数。

调方：麻黄2 g，连翘6 g，桑白皮9 g，炒苦杏仁9 g，防风6 g，地肤子12 g，白术12 g，党参9 g，佩兰6 g，荆芥6 g，炒麦芽12 g，厚朴6 g，甘草3 g。15剂以善后，每日1剂，水煎100 mL，分2次口服。

病案分析

《伤寒杂病论》："伤寒，瘀热在里，身必黄，麻黄连轺赤小豆汤主之。"连轺即指连翘。方中麻黄、杏仁、生姜之辛温，以发越其表；赤小豆、连翘、桑白皮之苦寒，以清里热；大枣、甘草甘温以护脾胃。

三、湿疹

病案详情

赵某，男，3岁半，2021年12月12日初诊。

主诉：双侧腹股沟湿疹2个月。

现病史：2月前患儿出现双侧腹股沟皮肤湿疹，大片状、色红，有脱皮、瘙痒和疼痛并存，先后应用氯雷他定、西替利嗪口服及复方可的松软膏等外涂治疗，湿疹略减轻，后又加重。现面色如常，口唇红，双侧腹股沟见大片状皮损，色鲜红、少许渗出，可见多发脱皮，余处无明显皮疹，大便如常，小便可。舌质红赤，苔略黄腻，脉数。

中医诊断：湿疹-湿热下注证。

西医诊断：急性湿疹。

治法：清热利湿，宣畅气机。

方药：三仁汤加减合外洗方。

炒苦杏仁5 g，炒薏苡仁7.5 g，白豆蔻6 g，滑石10 g，桂枝5 g，茯苓6.5 g，泽泻5 g，猪苓10 g，甘草3 g。6剂，每日1剂，水煎口服。

外洗方：苦参15 g，地肤子12 g，黄芩10 g，淡竹叶12 g。6剂，水煎泡洗患处，每日2次。嘱饮食忌油腻、牛羊肉及海鲜。

2021年12月18日复诊：患儿湿疹明显减轻，面积明显缩小，红赤及痒痛减轻。

调方：继服原方 5 剂，外洗方为蒲公英 10 g、白鲜皮 10 g、地肤子 10 g、菊花 10 g、土茯苓 10 g、苦参 10 g。5 剂，水煎外洗巩固疗效。

病案分析

湿疹在婴幼儿中常见，发病多与饮食不当、脾胃虚弱、脾运失常，影响气血运行有关。该患儿皮疹处颜色鲜红、有渗出物，结合口唇红、舌质红、苔黄腻，可明确为湿热证，此处选用三仁汤加减。方中杏仁宣利上焦；白豆蔻芳香化湿，行气宽中，宣畅中焦；薏苡仁利水渗湿健脾，重在清利下焦。三仁合用，三焦分消、气机调畅。滑石、猪苓、泽泻清热利湿，从小便而解。茯苓、桂枝健脾温阳、利水渗湿。甘草护胃，调和诸药。诸药合用共奏清热利湿、宣畅气机之功。

参考文献

[1] 郭长青,郭妍,王军美,等.中医刮痧疗法[M].北京:中国医药科技出版社,2021.

[2] 丁樱.名中医丁樱儿科临床经验集锦[M].北京:中国中医药出版社,2022.

[3] 庞国明,王喜聪,尹贵锦,等.儿科疾病中医特色外治285法[M].北京:中国医药科技出版社,2021.

[4] 李敏,王素梅,闫慧敏.燕京儿科百年传承[M].北京:中国中医药出版社,2022.

[5] 王孟清,罗银河.中医儿科优势病种诊疗特色精粹[M].北京:科学技术文献出版社,2021.

[6] 姜之炎,肖臻.中医儿科常见病证辨证思路与方法[M].北京:人民卫生出版社,2020.

[7] 刘景珍.儿科常见病的诊断与治疗[M].开封:河南大学出版社,2019.

[8] 李成年,杨云松,熊斌.万全儿科家传常用十三方[M].北京:中国医药科技出版社,2023.

[9] 郭长青,王悦君,郭妍,等.中医拔罐疗法[M].北京:中国医药科技出版社,2021.

[10] 周素贞.现代疾病中医特色诊疗学[M].开封:河南大学出版社,2021.

[11] 于喜昌,程明.新编实用中医中药学[M].长春:吉林科学技术出版社,2019.

[12] 王世彪.儿科常见病中西医诊断与中医适宜技术[M].兰州:甘肃科学技术出版社,2020.

[13] 王红艳.中医妇科儿科疾病诊疗全书[M].北京:化学工业出版社,2019.

[14] 郭长青,李彬,郭妍,等.中医穴位贴敷疗法[M].北京:中国医药科技出版

社,2021.
[15] 刘志勇.新编中医诊治学[M].开封:河南大学出版社,2022.
[16] 张云霞.现代中医儿科诊疗[M].北京:科学技术文献出版社,2021.
[17] 谢静.儿科病中医特色诊疗与处方[M].北京:化学工业出版社,2019.
[18] 马晓花.实用临床儿科疾病诊疗学[M].长春:吉林科学技术出版社,2022.
[19] 程雪莲.儿科疾病临床治疗[M].开封:河南大学出版社,2019.
[20] 张迎春,张花.中医妇儿诊疗常规[M].武汉:华中科技大学出版社,2021.
[21] 惠晓霞.儿科疾病诊断与重症救治[M].长春:吉林科学技术出版社,2019.
[22] 赵小然,代冰,陈继昌.儿科常见疾病临床处置[M].北京:中国纺织出版社,2021.
[23] 汪受传,林丽丽.儿科肺病证治[M].北京:中国中医药出版社,2022.
[24] 梅和平.梅大钊儿科临床经验集萃[M].北京:中医古籍出版社,2021.
[25] 王永清.儿科基本诊疗备要[M].苏州:苏州大学出版社,2022.
[26] 王孟清,罗银河.中医儿科优势病种诊疗特色精粹[M].北京:科学技术文献出版社,2021.
[27] 周鑫.儿科急症与常见病临床救治[M].北京:科学技术文献出版社,2018.
[28] 郭勇,张守燕,郑馨茹,等.儿科疾病治疗与急救处理[M].哈尔滨:黑龙江科学技术出版社,2022.
[29] 李耀谦.李耀谦中医儿科常见病诊治手册[M].北京:中医古籍出版社,2022.
[30] 钟永成.实用中医儿科诊治[M].长春:吉林科学技术出版社,2019.
[31] 肖红根,陈锴,邢燕如.经方治疗儿科疾病验案三则[J].中国乡村医药,2022,29(24):42-43.
[32] 董莉,顾蘅,闵晓雪,等.柴胡桂枝汤治疗儿科疾病临床体会[J].实用中医药杂志,2023,39(4):815-817.
[33] 王晓鸣,宋艳玲,姚国芳."和法"论治儿科疾病体会[J].浙江中医杂志,2022,57(3):195-196.
[34] 陈丰,许尤佳.基于小儿变蒸学说的紫丸治疗儿科疾病适应证刍议[J].中医儿科杂志,2022,18(1):10-12.
[35] 王丛礼,殷明.从《黄帝内经》谈中医儿科特色疗法应用[J].中国中医药现代远程教育,2023,21(6):97-100.